Stefan Kruse

PATIENTENRATGEBER CANNABIS

STEFAN KRUSE

Patientenratgeber Cannabis

Der praktische Leitfaden für eine erfolgreiche Therapie

herbig

Bildnachweis
Mit 2 Abbildungen von Adobe Stock: S.23 (© ibreakstock), S.35 (© ollaweila). Autorenfoto auf der Klappe: © Daniel Wanders

Impressum
Umschlaggestaltung von Gramisci Editorial Design, München/Isabelle Jozina Fischer, unter Verwendung eines Fotos von Adobe Stock/ Africa Studio und einer Illustration von Flaticon/ eucalyp

Gedruckt auf chlorfrei gebleichtem Papier

MIX
Papier | Fördert gute Waldnutzung
FSC® C014889

ISBN 978-3-96859-091-2
Projektleitung: Laila Prota, Nicole Schmeißer
Lektorat und Redaktion: Dr. Doris Kliem, Urbach
Gestaltungskonzept, Gestaltung und Satz: VerlagsService Dietmar Schmitz, Erding
Produktion: Markus Schärtlein
Druck und Bindung: Friedrich Pustet GmbH & Co KG, Regensburg
Printed in Germany/Imprimé en Allemagne

Inhalt

Vorwort

Sie leben mit chronischen Schmerzen, einer schweren Krankheit oder den belastenden Nebenwirkungen einer intensiven Therapie? Vielleicht haben Sie bereits zahlreiche Behandlungen ausprobiert – von Schmerzmitteln über spezielle Medikamente bis hin zu alternativen Therapien –, und dennoch bleibt die erhoffte Linderung aus. Die Lebensqualität leidet, und das Gefühl der Hilflosigkeit wächst. In solchen Momenten sehnt man sich nach einer wirkungsvollen Option, nach etwas, das wirklich einen Unterschied macht.

Genau an dieser Stelle setzt dieses Buch an. Es soll Ihnen eine Tür zu einer alternativen Behandlungsmöglichkeit öffnen: der Therapie mit medizinischem Cannabis. Cannabis als Medizin hat in den letzten Jahren immer mehr an Bedeutung gewonnen und bietet vielen Patienten und Patientinnen eine neue Perspektive. Doch oft herrschen Unsicherheit und Unwissenheit darüber, was Cannabis eigentlich leisten kann, für wen es geeignet ist und wie man überhaupt Zugang zu dieser Therapieform erhält.

In diesem Ratgeber erfahren Sie, worauf es bei einer Therapie mit Cannabis ankommt. Das Buch bietet Ihnen einen umfassenden Überblick über verschiedene Erkrankungen, bei denen Cannabis als Medizin eine sinnvolle Ergänzung oder sogar Alternative zur herkömmlichen Therapie sein kann. Dabei geht es nicht nur um die bekannten Einsatzgebiete wie chronische Schmerzen oder neurologische Erkrankungen, sondern auch um andere Situationen, in denen Cannabis eine wichtige Rolle spielen kann, etwa in der Palliativmedizin.

Das Buch begleitet Menschen Schritt für Schritt durch den Prozess: Welche Voraussetzungen müssen erfüllt sein, damit medizinisches Cannabis verschrieben werden kann? Wie bereiten Sie sich auf das Gespräch mit Ihrer Fachärztin oder Ihrem Facharzt vor? Welche Fragen sollten Sie stellen und welche Informationen sind wichtig, um Ihre Situation bestmöglich darzustellen? Ein zentraler Teil des Buches ist zudem die Beantragung der Kostenübernahme bei der Krankenkasse. Dieser Vorgang kann komplex sein und erfordert eine sorgfältige Vorbereitung. Das Buch gibt praktische Tipps, was der Arzt oder die Ärztin bei der Beantragung übermitteln sollte, welche Unterlagen relevant sind und wie Sie sich bestmöglich auf die mögliche Prüfung durch den Medizinischen Dienst vorbereiten.

Darüber hinaus bietet das Buch Ihnen Einblicke in Fallbeispiele aus meiner Praxis. Sie lernen Menschen kennen, die den Weg der Cannabis-Therapie gegangen sind – von Personen mit Parkinson-Krankheit oder Multipler Sklerose über Krebspatienten und -patientinnen bis hin zu Menschen in der Palliativversorgung. Diese Geschichten sind mehr als nur Erfahrungsberichte; sie sollen Ihnen einen Einblick in die Wirkungsweise von Cannabis in unterschiedlichen Lebenssituationen geben und Ihnen Mut machen, neue Wege zu gehen.

Das Ziel des Buches ist es, Ihnen mit diesem Ratgeber nicht nur Wissen zu vermitteln, sondern Ihnen auch eine Orientierung zu bieten. Ich möchte Ihnen dabei helfen, einen ersten Eindruck von der Therapie mit Cannabis-Präparaten zu gewinnen, und Sie bei der Frage unterstützen: »Ist diese Therapie auch für mich geeignet?« Dieses Buch soll Ihnen ein Leitfaden sein – ein Begleiter auf Ihrem Weg, der Ihnen die Sicherheit gibt, gute Entscheidungen für Ihre Gesundheit treffen zu können. Ich möchte Ihnen Mut machen, sich aktiv mit alternativen Behandlungsmöglichkeiten auseinanderzusetzen und die Chancen einer Cannabis-Therapie realistisch einzuschätzen.

Dieses Buch richtet sich an alle, die sich eine neue Perspektive in Bezug auf ihre gesundheitlichen Einschränkungen wünschen, die nach alternativen Behandlungsansätzen suchen oder einfach nur neugierig darauf sind, welche Möglichkeiten die Medizin heute bietet. Es ist eine Einladung, sich umfassend zu informieren und einen Schritt in Richtung einer möglichen Linderung und einer verbesserten Lebensqualität zu gehen.

Dieses Buch richtet sich an verschiedene Zielgruppen, die sich aus unterschiedlichen Gründen für die Therapie mit medizinischem Cannabis interessieren:

- Menschen, die unter anhaltenden, chronischen Schmerzen leiden und bereits verschiedene Therapiemöglichkeiten ausprobiert haben, ohne die gewünschte Linderung erfahren zu haben, darunter Personen mit Rheumatoider Arthritis, Fibromyalgie, neuropathischen Schmerzen oder Rückenschmerzen, die nach Alternativen zu konventionellen Schmerzmitteln suchen;
- Personen, die an neurologischen Erkrankungen wie Multipler Sklerose, Epilepsie, der Parkinson- oder der Alzheimer-Krankheit leiden und auf der Suche nach ergänzenden Behandlungsmöglichkeiten sind, um Symptome wie Muskelspastik, Krampfanfälle oder Tremor zu lindern;
- Palliativpatienten und -patientinnen mit fortgeschrittenen, unheilbaren Krankheiten wie Krebs oder ALS (amyotropher Lateralsklerose), die nach Wegen suchen, ihre Lebensqualität zu verbessern und Schmerzen sowie Symptome wie Übelkeit oder Appetitlosigkeit zu lindern;
- Personen in oder nach einer Krebsbehandlung, die nach Methoden suchen, um Nebenwirkungen der Chemotherapie wie Übelkeit, Erbrechen, Appetitlosigkeit und Schmerzen besser in den Griff zu bekommen;
- Menschen, die an psychischen Erkrankungen wie Angststörungen, PTBS (Posttraumatischer Belastungsstörung), Depressionen oder Schlafstörungen leiden und daran interessiert sind, wie Cannabinoide als Ergänzung zu herkömmlichen Therapien zur Linderung ihrer Symptome beitragen können;
- pflegende Angehörige (Familienmitglieder und Freunde), die sich um Menschen mit chronischen oder schweren Krankheiten kümmern und sich darüber informieren möchten, wie Cannabis als Medizin ihren Liebsten helfen kann und wie sie deren Weg zur Therapie unterstützen können;
- Menschen, die sich allgemein über Cannabis als Medizin informieren wollen – sei es aus persönlichem Interesse, aufgrund

einer beruflichen Tätigkeit im Gesundheitswesen oder weil sie noch ganz am Anfang stehen und den ersten Schritt in Richtung einer möglichen Therapie machen möchten.

Dieses Buch soll all diesen Zielgruppen einen vertrauensvollen Leitfaden an die Hand geben, der ihnen hilft, das Thema medizinisches Cannabis besser zu verstehen und den eigenen Weg zu einer möglichen Therapie leichter zu finden.

Herbolzheim im April 2025
Stefan Kruse

Medizinisches Cannabis – was ist das?

Medizinisches Cannabis hat in den letzten Jahren immer mehr an Bedeutung gewonnen und hat in der modernen Medizin als alternative Behandlungsoption Einzug gehalten. Lange Zeit war die Pflanze vor allem für ihren Einsatz in der Freizeit bekannt. Doch ihre Anwendungsmöglichkeiten in der Medizin sind vielfältiger, als viele zunächst vermuten. In den letzten Jahrzehnten hat die Forschung die verschiedenen Wirkstoffe der Cannabis-Pflanze, vor allem die Cannabinoide THC (Tetrahydrocannabinol) und CBD (Cannabidiol), eingehend untersucht. Dabei wurde deutlich, dass Cannabis über ein erstaunliches therapeutisches Potenzial verfügt.

Die Nutzung von Cannabis als Heilmittel ist dabei keineswegs eine neue Erfindung. Bereits vor Jahrtausenden wurde die Pflanze in verschiedenen Kulturen rund um den Globus für medizinische Zwecke eingesetzt, um Schmerzen zu lindern, Entzündungen zu bekämpfen und das allgemeine Wohlbefinden zu steigern. Mit der fortschreitenden wissenschaftlichen Erforschung und dem sich wandelnden rechtlichen Rahmen erlebt unsere Zeit eine Renaissance des medizinischen Cannabis.

Doch was genau bedeutet »medizinisches Cannabis«? Anders als bei der Freizeitnutzung, die vor allem auf die psychoaktiven Effekte von THC abzielt, steht bei der medizinischen Anwendung der therapeutische Nutzen im Vordergrund. Medizinisches Cannabis ist speziell auf bestimmte Erkrankungen und Beschwerden ausgerichtet und unterliegt strengen Qualitäts- und Reinheitsstandards. Es ist in verschiedenen Darreichungsformen verfügbar, wie beispielsweise Ölen, Kapseln, Blüten zur Inhalation oder Tropfen, die es den Patientinnen und Patienten ermöglichen, eine individuell angepasste Therapie zu verfolgen.

Der Hauptgrund für die zunehmende Verbreitung von Cannabis als Medizin liegt in seinen positiven Effekten, die in verschiedenen Studien nachgewiesen wurden. Menschen, die an chronischen Schmerzen, neurologischen Erkrankungen, schweren Nebenwirkungen von Chemotherapien oder entzündlichen Erkrankungen leiden, berichten immer wieder von einer Verbesserung ihrer Lebensqualität durch die ergänzende Therapie mit Cannabis-Präparaten. Darüber hinaus zeigt Cannabis bei bestimmten psychischen und psychiatrischen Erkrankungen wie PTBS (Posttraumatischer Belastungsstörung) oder Angststörungen eine vielversprechende Wirkung.

Cannabis entwickelt seine therapeutische Wirkung, indem es Einfluss auf das Endocannabinoid-System des menschlichen Körpers nimmt. Dieses komplexe System besteht aus Rezeptoren (Zellstrukturen, die ein bestimmtes Signalmolekül binden können), Endocannabinoiden (körpereigenen Cannabinoiden) und Enzymen (Proteinen, die Stoffwechselvorgänge im Körper steuern und beschleunigen). Es spielt eine entscheidende Rolle bei der Regulation verschiedener physiologischer Prozesse, etwa bei Schmerzempfinden, Appetit, Schlaf und Stimmung und auch bei der Steuerung des Immunsystems. Die Cannabinoide aus der Cannabis-Pflanze, allen voran THC und CBD, interagieren mit diesem System und können so gezielt Beschwerden lindern.

Medizinisches Cannabis kann für viele Menschen mit gesundheitlichen Problemen eine neue Perspektive sein. Es verspricht natürlich keine Wunderheilungen, kann aber als Medizin eine sinnvolle und wirksame Ergänzung zu bestehenden Therapien sein.

Geschichte und rechtlicher Rahmen des medizinischen Cannabis

Cannabis von der Frühgeschichte bis heute

Frühgeschichte und Antike

Erste Aufzeichnungen über medizinisches Cannabis stammen aus China um das Jahr 2737 v. Chr. Dort setzte der Kaiser Shennong Cannabis gegen Rheuma, Malaria und Gicht ein. Auch in Ägypten und Indien wurde Cannabis als Heilmittel genutzt, z.B. gegen Entzündungen, Schlaflosigkeit und Schmerzen. In der Antike verwendeten Griechen und Römer Cannabis zur Schmerzlinderung.

Mittelalter und Frühe Neuzeit

Cannabis war in der arabischen und islamischen Medizin weit verbreitet. Im europäischen Mittelalter wurde es hauptsächlich gegen Schmerzen und Würmer eingesetzt.

19. Jahrhundert

In dieser Ära erlebte das medizinische Cannabis eine Renaissance: Durch den irischen Arzt William O'Shaughnessy wurde Cannabis in der westlichen Medizin bekannt. Nach Experimenten in Indien warb er für seine Verwendung gegen Muskelkrämpfe, Rheuma und Schmerzen. Cannabis-Extrakte wurden in Europa und Nordamerika populär und in Apotheken verkauft. Trotz Dosierungsschwierigkeiten fand es breite Anwendung.

20. Jahrhundert

Mit immer stärker werdender Regulierung von Betäubungsmitteln wurde der Gebrauch von Cannabis im frühen 20. Jahrhundert zunehmend eingeschränkt. Der Marihuana Tax Act von 1937 in den USA führte zu hohen Steuern auf Cannabis, mit der Folge, dass seine legale Nutzung stark eingeschränkt wurde. Spätere internationale Vereinbarungen klassifizierten Cannabis als illegale Droge. Cannabis wurde 1942 aus der United States Pharmacopeia (dem Arzneibuch für die Vereinigten Staaten) gestrichen und durch synthetische (künstlich hergestellte) Medikamente verdrängt. Die Stigmatisierung von Cannabis verstärkte sich. In den 1960er-Jahren begann die Gegenbewegung, die sich auf die Fahne schrieb, Cannabis wieder populär zu machen.

Jahrtausendwende bis heute

Im Jahr 1996 legalisierte Kalifornien erstmals medizinisches Cannabis, gefolgt von weiteren US-Bundesstaaten und Ländern wie Kanada und Deutschland. Aktuelle Forschungen belegen die Wirksamkeit von Cannabis bei verschiedenen Krankheiten. Dies hatte die Entwicklung von Cannabis-basierten Medikamenten zur Folge. Heute ist medizinisches Cannabis in vielen Ländern akzeptiert und legal.

Rechtlicher Rahmen

Das Medizinal-Cannabisgesetz (MedCanG) aus dem Jahr 2024 hat die Verschreibung von medizinischem Cannabis weiter liberalisiert und ermöglicht die Verschreibung von Cannabis für mehr Indikationen (Gründe, aus denen eine Behandlung mit medizinischem Cannabis angezeigt ist). Apotheken dürfen nun eine größere Bandbreite an Cannabis-Produkten führen und in begrenztem Rahmen selbst herstellen. Krankenkassen sind verpflichtet, die Kosten zu übernehmen, wenn keine wirtschaftlichere Therapieoption verfügbar ist. Kontrollmechanismen wurden eingeführt, um Missbrauch zu verhindern.

Der Gemeinsame Bundesausschuss (G-BA) hat eine wichtige Änderung für den Herbst 2024 beschlossen, die den Zugang zu medizinischem Cannabis erleichtern wird. Bestimmte Fachärzte und -ärztinnen, etwa aus der Neurologie, Onkologie und Schmerztherapie, können nun Cannabis direkt verschreiben, ohne eine

Genehmigung der Krankenkasse einholen zu müssen. Diese Neuerung verringert den bürokratischen Aufwand und verbessert die Versorgung, insbesondere für schwer Erkrankte. Die bestehenden Dokumentationspflichten bleiben bestehen.

Die Verschreibung von Cannabis ist durch das Fünfte Buch des Sozialgesetzbuches (SGB V), insbesondere § 31 Abs. 6, geregelt. Wichtige Punkte dieses Abschnitts:

- **Schwere Erkrankung:** Patientinnen und Patienten müssen an einer ernsthaften Erkrankung leiden, die das Leben bedroht oder die Lebensqualität stark beeinträchtigt.
- **Therapieoptionen:** Cannabis kann verschrieben werden, wenn andere Therapieoptionen nicht wirksam sind oder dadurch eine spürbare Verbesserung des Krankheitsverlaufs erwartet wird.
- **Ärztliche Verschreibung:** Nur approbierte Ärzte und Ärztinnen (ausgenommen aus der Zahn- und Tiermedizin) dürfen Cannabis-Blüten und -Extrakte sowie auf Cannabis basierende Medikamente wie Dronabinol und Sativex verschreiben.
- **Genehmigung der Krankenkasse:** Vor Beginn der Therapie ist ein Antrag auf Kostenübernahme bei der Krankenkasse notwendig. Diese muss innerhalb von fünf Wochen entscheiden, in dringenden Fällen innerhalb von drei Tagen.
- **Dokumentationspflicht:** Die Wirkung der Therapie muss nach sechs Monaten dokumentiert werden, um die Fortführung der Behandlung zu beurteilen.

Seit 2017 ist die Zahl der Cannabis-Patienten und -Patientinnen kontinuierlich gestiegen. Infolge der Änderungen ab April 2024 hat sich der Markt für selbstfinanzierte Cannabis-Produkte erheblich vergrößert. Während der private Markt stark wächst, bleiben Herausforderungen bei der Kostenerstattung durch die Gesetzlichen Krankenkassen (GKV) bestehen.

Extra: Unterschied zwischen medizinischem und rekreativem Cannabis

Der Unterschied zwischen medizinischem und rekreativem (in der Freizeit gebrauchtem) Cannabis liegt vor allem in der beabsichtigten Verwendung, der Regulierung, der Dosierung und den Inhaltsstoffen. Obwohl beide Formen aus der gleichen Pflanze stammen, unterscheiden sie sich deutlich in ihrer Anwendung, Regulierung und Verarbeitung.

Verwendungszweck

Medizinisches Cannabis wird eingesetzt, um Symptome zu lindern und die Lebensqualität bei bestimmten Erkrankungen zu verbessern, insbesondere, wenn herkömmliche Therapien nicht wirksam sind. Typische Anwendungsbereiche sind chronische Schmerzen, neurologische Störungen wie Epilepsie und Multiple Sklerose, psychische Störungen wie Angst und Schlafstörungen, Übelkeit (beispielsweise bei Chemotherapie) und entzündliche Erkrankungen. Dabei wird die Behandlung individuell angepasst: Ärzte und Ärztinnen bestimmen die optimale Dosierung und das beste Verhältnis der Cannabinoide zueinander (THC/CBD) für den einzelnen Patienten bzw. die einzelne Patientin, um eine maximale Linderung bei minimalen Nebenwirkungen zu erreichen.

Rekreatives Cannabis hingegen wird konsumiert, um die psychoaktiven Effekte von THC zu erleben, die zu Entspannung, Euphorie oder veränderter Wahrnehmung führen können. Es wird häufig in sozialen Kontexten, zur Entspannung, zum Stressabbau oder zur kreativen Inspiration genutzt. Der Konsum erfolgt dabei ohne medizinische Überwachung und orientiert sich an den individuellen Vorlieben.

Medizinisches Cannabis zielt also darauf ab, spezifische Symptome unter ärztlicher Aufsicht zu behandeln. Es ist streng reguliert, ist nur auf ärztliche Verschreibung erhältlich und wird dann eingesetzt, wenn andere Therapieoptionen nicht ausreichend wirken. In einigen Fällen können die Kosten von der Krankenkasse übernommen werden. Bei Konsum von rekreativem Cannabis hingegen sind der Genuss und die psychoaktiven Effekte von THC das Ziel. Er erfolgt ohne medizinische Überwachung, und die Konsumierenden bestimmen die eingesetzte Menge selbst.

Inhaltsstoffe und Zusammensetzung

Medizinisches Cannabis ist speziell formuliert, um unterschiedliche Verhältnisse von THC und CBD zu erhalten, je nach gewünschter therapeutischer Wirkung. Es wird sorgfältig kontrolliert und getestet, um genaue Dosierungen und eine gleichbleibende Qualität zu gewährleisten. Rekreatives Cannabis enthält dagegen oft höhere THC-Konzentrationen, um die gewünschten psychoaktiven Effekte zu erzielen. Der CBD-Gehalt ist meist geringer, es sei denn, die Konsumierenden wählen gezielt ausgeglichenere Produkte.

Dosierung und Sicherheit

Die Dosierung von medizinischem Cannabis wird von ärztlicher Seite festgelegt und richtet sich nach der Erkrankung und der individuellen Reaktion der Behandelten. Es unterliegt strengen Qualitätskontrollen. Beim rekreativen Cannabis hingegen wird die Dosierung von den Konsumierenden selbst bestimmt, oft ohne professionelle Anleitung. Dies kann unkontrollierte Konsummuster zur Folge haben.

Anwendungsformen

Medizinisches Cannabis kann je nach Erkrankung und gewünschter Wirkung in Form von Ölen, Kapseln, Tinkturen, Blüten zur Inhalation oder topischen (äußerlich auf der Haut angewandten) Salben verschrieben werden. Dagegen wird rekreatives Cannabis meist geraucht oder verdampft, kann aber auch in essbaren Produkten, Ölen und Tinkturen konsumiert werden.

Cannabis-Wirkstoffe: Cannabinoide, Terpene und Flavonoide

Den meisten sind als Wirkstoffe der Cannabis-Pflanze die Cannabinoide THC (Tetrahydrocannabinol) und CBD (Cannabidiol) bekannt. Aber auch andere Inhaltsstoffe dieser Pflanze tragen wesentlich zur medizinischen Wirksamkeit des Cannabis bei.

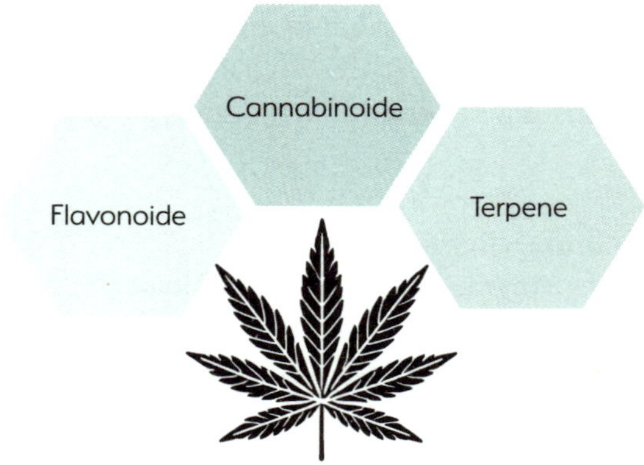

Wichtige Wirkstoffe von Cannabis

THC, CBD und andere Cannabinoide

Cannabigerol (CBG)

Das Cannabigerol ist ein nicht psychoaktives Cannabinoid, auch als »Mutter-Cannabinoid« bekannt, da es der Vorläufer von THC, CBD und CBC ist. In der reifen Pflanze bleibt aufgrund der Umwandlung während der Wachstumsphase nur wenig CBG übrig. CBG interagiert mit dem bereits erwähnten Endocannabinoid-System des menschlichen Körpers (siehe S. 43) durch Bindung an CB1- und CB2-Rezeptoren, jedoch mit geringerer Affinität (also weniger guter Bindung) als THC. Es bindet zudem an Alpha-2-Adrenorezeptoren und blockiert TRPM8-Rezeptoren, die mit der

Schmerzwahrnehmung in Verbindung stehen (siehe S. 44). Medizinisch hat CBG entzündungshemmende Eigenschaften, zeigt antimikrobielle Wirkung gegen resistente Bakterien wie MRSA (Methicillin-resistenter Staphylococcus aureus), wirkt neuroprotektiv (schützt die Nervenzellen) und kann den Augeninnendruck senken. Es kann auch den Appetit anregen und könnte das Wachstum bestimmter Krebszellen verlangsamen. CBG ist gut verträglich, jedoch sind langfristige Nebenwirkungen noch nicht ausreichend erforscht. Die Forschung steht noch am Anfang, zeigt aber vielversprechende Ergebnisse.

Tetrahydrocannabinolsäure (THCA)

Das THCA ist die saure Vorstufe von THC, die in frischen Cannabis-Blüten vorkommt und durch Erhitzen in THC umgewandelt wird. THCA bindet nicht an CB1-Rezeptoren und hat keine psychoaktive Wirkung, reguliert jedoch Entzündungen und Schmerzen über andere Rezeptoren. Medizinisch wirkt THCA entzündungshemmend, neuroprotektiv, mindert den Brechreiz und regt den Appetit an. Die Forschung zu THCA steckt noch in den Anfängen, zeigt jedoch Potenzial der Substanz bei der Behandlung von Entzündungen und neurodegenerativen Erkrankungen (Erkrankungen, bei denen Nervenzellen zugrunde gehen).

Tetrahydrocannabinol (THC)

Das Tetrahydrocannabinol ist das bekannteste Cannabinoid und verantwortlich für die psychoaktiven Effekte von Cannabis. Es bindet an CB1-Rezeptoren im Gehirn und beeinflusst verschiedene Neurotransmitter (Botenstoffe zwischen Nervenzellen). Die Folge können Euphorie, Entspannung und möglicherweise auch Angst sein. Medizinisch wird THC zur Schmerzlinderung, zur Linderung der eine Chemotherapie begleitenden Übelkeit, zur Appetitanregung bei krankheitsbedingtem Gewichtsverlust, bei Spastik (krankhafter Erhöhung der Muskelspannung) und bei Schlafstörungen eingesetzt. THC hat therapeutische Vorteile, kann aber bei hohen Dosen Nebenwirkungen verursachen.

Cannabinol (CBN)

CBN ist ein leicht psychoaktives Cannabinoid, das durch den Abbau von THC entsteht. Es bindet schwach an CB1- und CB2-Rezeptoren und hat beruhigende Effekte. Medizinisch wird CBN zur Behandlung von Schlafstörungen, zur Schmerzlinderung, zur Appetitanregung und als antibakterielles Mittel gegen resistente Bakterienstämme wie MRSA eingesetzt. Es könnte auch neuroprotektiv wirken und das Fortschreiten neurodegenerativer Erkrankungen verlangsamen. CBN gilt als relativ sicher, kann jedoch leicht sedierend wirken, wirkt also wie ein Beruhigungsmittel.

Cannabidiol (CBD)

Cannabidiol ist ein nicht psychoaktives Cannabinoid mit vielseitigen medizinischen Anwendungen. Es interagiert mit dem Endocannabinoid-System, beeinflusst jedoch nur indirekt die CB1- und CB2-Rezeptoren. Medizinisch wird CBD zur Behandlung von Epilepsie und Angststörungen, zur Schmerzlinderung und zur Neuroprotektion, bei Schlafstörungen und bei Hauterkrankungen wie Akne und Psoriasis (Schuppenflechte) eingesetzt. CBD ist gut verträglich, kann aber Nebenwirkungen wie Mundtrockenheit und Müdigkeit verursachen. Es sind auch Wechselwirkungen mit anderen Medikamenten zu beachten.

Cannabis – was wir noch nicht wissen

Derzeit sind in der Cannabis-Pflanze über Hundert Cannabinoide identifiziert. Viele davon kommen in sehr geringen Mengen vor und sind weniger erforscht. Die wichtigsten und am gründlichsten untersuchten Cannabinoide wie THC, CBD, CBN und CBG weisen bedeutende therapeutische Eigenschaften auf und finden bereits Anwendung in der Medizin oder werden aktiv erforscht. Die chemische Zusammensetzung von Cannabis ist äußerst komplex, und es gibt noch viel zu entdecken, insbesondere über die weniger häufig vorkommenden Cannabinoide und ihre potenziellen therapeutischen Anwendungen.

Terpene

Terpene sind eine Gruppe von organischen Verbindungen, die von vielen Pflanzen, einschließlich Cannabis, produziert werden. Sie sind verantwortlich für das charakteristische Aroma und den Geschmack der Pflanze und spielen eine wichtige Rolle in ihrer Verteidigung gegen Schädlinge und Krankheiten. In der Cannabis-Forschung werden Terpene nicht nur für ihre aromatischen Eigenschaften geschätzt, sondern auch wegen ihrer potenziellen medizinischen Wirkungen.

Terpene sind Kohlenwasserstoffe, die aus Isopren-Einheiten aufgebaut sind. Sie kommen in verschiedenen Pflanzenarten vor, darunter Kiefern, Zitrusfrüchten, Lavendel und natürlich auch Cannabis. Ihre Aufgabe in der Natur ist vielfältig: Sie dienen als Schutz vor Fressfeinden und Insekten oder als Abwehrmittel gegen Bakterien und Pilze. Zudem ziehen sie Bestäuber an, indem sie spezifische Düfte verströmen.

Es gibt verschiedene Arten von Terpenen, basierend auf der Anzahl der Isopren-Einheiten:

- **Monoterpene:** Sie bestehen aus zwei Isopren-Einheiten. Beispiele sind Myrcen und Limonen.
- **Sesquiterpene:** Sie setzen sich aus drei Isopren-Einheiten zusammen. Beispiele sind Humulen und Caryophyllen.
- **Diterpene:** Diese haben vier Isopren-Einheiten und kommen in Harzen und ätherischen Ölen vor.

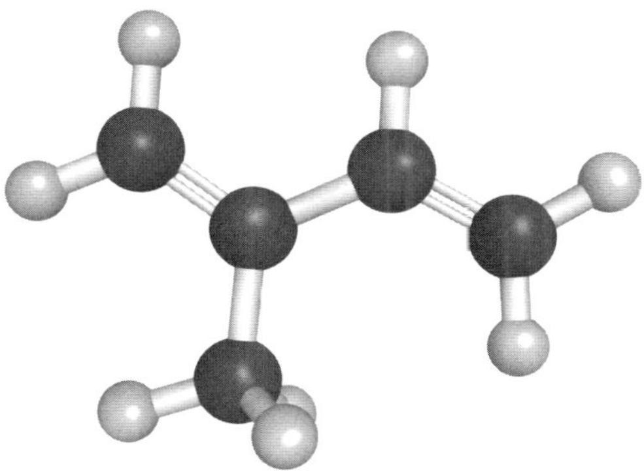

Isopren als Baustein von Terpenen

Terpene sind wesentliche Bestandteile der Cannabis-Pflanze und tragen nicht nur zum Geschmack und Duft bei, sondern spielen auch eine wichtige Rolle bei der therapeutischen Wirkung. Durch den Entourage-Effekt (siehe S. 39) in Kombination mit Cannabinoiden können sie die Gesamtwirkung verstärken und eine Reihe von gesundheitlichen Vorteilen bieten, darunter Entzündungshemmung, Schmerzlinderung und Stressreduktion.

Myrcen

Myrcen ist eines der häufigsten Terpene in Cannabis, das der Pflanze einen erdigen, moschusartigen Duft verleiht. In der Cannabis-Pflanze beeinflusst es sowohl das Aroma als auch die pharmakologischen Wirkungen, insbesondere durch den Entourage-Effekt, bei dem es die Wirkung von Cannabinoiden wie THC und CBD moduliert (verändert).

Myrcen besitzt verschiedene potenzielle medizinische Anwendungen: Es wirkt entzündungshemmend und könnte bei der Behandlung von entzündlichen Erkrankungen wie Arthritis hilfreich sein. Seine analgetischen (schmerzlindernden) Effekte tragen möglicherweise dazu bei, die Schmerzschwelle zu erhöhen. Zudem hat es beruhigende Eigenschaften, die Schlaf fördern und Angstzustände mildern können. Myrcen weist antimikrobielle Eigenschaften auf, die zur Infektionsbekämpfung beitragen könnten, und hat muskelrelaxierende (die Muskeln entspannende) Effekte, die bei Muskelkrämpfen oder -verspannungen nützlich sein könnten.

Limonen

Ein weiteres häufiges Terpen in Cannabis ist Limonen, das für das zitrusartige Aroma verantwortlich ist. Es beeinflusst in Cannabis die Wirkung anderer Terpene und Cannabinoide durch den Entourage-Effekt.

Limonen weist eine Vielzahl potenzieller therapeutischer Anwendungen auf, die in der Forschung zunehmend an Bedeutung gewinnen. So hat es stimmungsaufhellende Eigenschaften und wird oft in der Aromatherapie zur Reduzierung von Stress und Angst eingesetzt. Es wird angenommen, dass es durch die Modulation von Neurotransmittern wie Serotonin und Dopamin wirkt und dadurch die Stimmung verbessert. Zudem besitzt Limonen antioxidative Eigenschaften, die es dazu befähigen, freie Radikale zu neutralisieren und so Zellschäden vorzubeugen. Das könnte zur Senkung des Risikos chronischer Krankheiten wie Krebs und Herz-Kreislauf-Erkrankungen beitragen. Weitere Studien haben gezeigt, dass Limonen entzündungshemmende Eigenschaften besitzt. Das macht es möglicherweise nützlich bei der Behandlung von entzündlichen Erkrankungen wie Arthritis. Darüber hinaus hat Limonen antimikrobielle und antifungale (Pilzwachstum behindernde) Eigenschaften und kann somit zur Bekämpfung von Infektionen beitragen. Vorläufige Forschungsergebnisse deuten darauf hin, dass Limonen antitumorale (krebsbekämpfende) Eigenschaften besitzen könnte, insbesondere durch die Hemmung des Wachstums von Tumorzellen und die Förderung der Apoptose (des programmierten Zelltods) der Krebszellen.

Linalool

Linalool ist ein weiteres weit verbreitetes Terpen, das für seinen blumigen Duft bekannt ist, der an Lavendel erinnert. Es interagiert mit dem Endocannabinoid-System und anderen Rezeptoren im Körper und übt auf diesem Wege eine Vielzahl an physiologischen Effekten aus.

Aufgrund seiner vielfältigen medizinischen und therapeutischen Eigenschaften wird Linalool intensiv erforscht. Es ist bekannt für seine beruhigenden und angstlösenden Eigenschaften und wird häufig in der Aromatherapie zur Reduzierung von Stress und Angst eingesetzt. Die beruhigende Wirkung von Linalool wird oft mit der von Benzodiazepinen verglichen, jedoch ohne die Risiken von Abhängigkeit und schweren Nebenwirkungen. Darüber hinaus hat Linalool analgetische (schmerzlindernde) Eigenschaften gezeigt, indem es die Schmerzempfindung im

Gehirn moduliert und die Entzündungsreaktionen im Körper verringert. Vorläufige Studien deuten darauf hin, dass Linalool antikonvulsive (gegen Krämpfe wirksame) Eigenschaften besitzt und möglicherweise zur Behandlung von Epilepsie und anderen Anfallsleiden eingesetzt werden könnte. Zudem hat es antimikrobielle und entzündungshemmende Eigenschaften und kann gegen verschiedene Bakterien und Pilze wirksam sein. Das macht es zu einem nützlichen Bestandteil in antiseptischen (keimbekämpfenden) und entzündungshemmenden Präparaten. Darüber hinaus wurde in Studien gezeigt, dass Linalool neuroprotektive Effekte hat und möglicherweise gegen Nervenerkrankungen wie die Alzheimer-Krankheit eingesetzt werden könnte, indem es die Bildung von Beta-Amyloid-Plaques im Gehirn hemmt und oxidativen Stress verringert.

Caryophyllen

Caryophyllen, auch als Beta-Caryophyllen bekannt, ist ein weit verbreitetes Terpen mit einem würzigen, pfeffrigen und holzigen Duft, das in vielen Pflanzen vorkommt. Es ist das einzige bekannte Terpen, das direkt mit dem Endocannabinoid-System interagiert, indem es an die CB2-Rezeptoren bindet (siehe S. 45). Dadurch kann es eine entzündungshemmende und schmerzlindernde Wirkung entfalten.

Caryophyllen ist vor allem für seine entzündungshemmenden Eigenschaften bekannt und könnte bei der Behandlung von Erkrankungen wie Arthritis und entzündlichen Darmerkrankungen hilfreich sein. Zudem wirkt es schmerzlindernd, indem es auf CB2-Rezeptoren einwirkt, ohne die psychoaktiven Effekte zu verursachen, die mit der Aktivierung der CB1-Rezeptoren verbunden sind. Darüber hinaus deuten Studien darauf hin, dass Caryophyllen angstlösende (anxiolytische) Eigenschaften haben könnte und zur Linderung von Stress und Angst beiträgt. Es hat antimikrobielle und antioxidative Eigenschaften, die bei der Bekämpfung von Bakterien und Pilzen sowie der Verringerung von Zellschäden helfen. Zudem legen vorläufige Studien nahe, dass es antitumorale Eigenschaften aufweisen könnte, indem es das Wachstum bestimmter Krebszellen hemmt.

Pinene

Pinene sind eine weitere Terpengruppe in der Cannabis-Pflanze, die in zwei Hauptformen vorkommt: als Alpha- und als Beta-Pinen. Sie verleihen der Pflanze einen charakteristischen, kiefernartigen Duft und sind auch in vielen anderen Pflanzen weit verbreitet. In der Cannabis-Pflanze beeinflussen Pinene sowohl das Aroma als auch die pharmakologischen Effekte, besonders durch den Entourage-Effekt, bei dem sie die Wirkung von Cannabinoiden und anderen Terpenen modulieren können.

Pinene haben eine Reihe potenzieller medizinischer und therapeutischer Anwendungen. Sie besitzen entzündungshemmende Eigenschaften und könnten somit bei entzündlichen Erkrankungen hilfreich sein. Ihre die Atemwege erweiternde Wirkung, insbesondere von Alpha-Pinen, kann die Lungenfunktion verbessern. Das macht sie für die Behandlung von Atemwegserkrankungen wie Asthma interessant. Darüber hinaus haben Pinene antimikrobielle Eigenschaften, die zur Bekämpfung von Infektionen beitragen könnten. In Kombination mit anderen Terpenen und Cannabinoiden könnten sie zudem eine schmerzlindernde Wirkung entfalten.

Humulen

Humulen ist ein Terpen mit einem charakteristischen erdigen, holzigen und leicht würzigen Duft. Es kommt in vielen Pflanzen vor. In der Cannabis-Pflanze trägt es sowohl zum Aroma als auch zu den pharmakologischen Wirkungen bei, insbesondere durch seine Rolle im Entourage-Effekt, bei dem es die Wirkung von Cannabinoiden modulieren kann.

Humulen zeigt eine Reihe medizinischer und therapeutischer Anwendungsmöglichkeiten. Seine entzündungshemmenden Eigenschaften könnten bei der Behandlung von Erkrankungen wie Arthritis und entzündlichen Darmerkrankungen hilfreich sein.

Im Gegensatz zu anderen Terpenen kann Humulen den Appetit unterdrücken. Das macht es potenziell für den Einsatz bei Menschen geeignet, die ihr Gewicht kontrollieren möchten. Zudem besitzt Humulen antibakterielle und antifungale Eigenschaften, die es zur Bekämpfung von Infektionen interessant machen.

Ocimen

Ocimen ist ein Monoterpen, das durch einen süßen, blumigen und fruchtigen Duft gekennzeichnet ist. Es ist in zahlreichen Pflanzen zu finden. In der Cannabis-Pflanze trägt es sowohl zum einzigartigen Aroma als auch zu den pharmakologischen Wirkungen bei, insbesondere durch den Entourage-Effekt, bei dem es die Wirkung anderer Terpene und Cannabinoide modulieren kann.

Ocimen weist eine Reihe potenzieller medizinischer und therapeutischer Anwendungen auf. Es besitzt entzündungshemmende Eigenschaften, die es bei der Behandlung von Entzündungen im Körper nützlich machen könnten. Seine antioxidativen Effekte tragen dazu bei, freie Radikale zu neutralisieren, was den Körper vor oxidativem Stress und Zellschäden schützen kann. Zudem zeigt Ocimen antimikrobielle Eigenschaften, die bei der Bekämpfung von Infektionen hilfreich sein könnten, sowie beruhigende Effekte, die zur Förderung von Stressabbau und Entspannung beitragen.

Eucalyptol

Eucalyptol ist ein Monoterpenoid mit einem erfrischenden, minzartigen Duft, das in vielen Pflanzen vorkommt. In der Cannabis-Pflanze trägt es sowohl zum charakteristischen Aroma bei als auch zu den potenziellen therapeutischen Eigenschaften, insbesondere durch den Entourage-Effekt.

Eucalyptol hat viele potenzielle medizinische und therapeutische Einsatzmöglichkeiten. Es besitzt schleimlösende Eigenschaften, die es bei der Behandlung von Atemwegserkrankungen wie

Erkältungen, Grippe, Bronchitis und Asthma hilfreich machen könnten. Seine entzündungshemmenden Effekte könnten zur Linderung von Entzündungen beitragen, während seine antimikrobiellen und antioxidativen Eigenschaften dazu dienen könnten, Infektionen zu bekämpfen und oxidativen Stress zu reduzieren. Eucalyptol wird häufig in Hustenmitteln und entzündungshemmenden Präparaten eingesetzt und findet zudem Anwendung in der Aromatherapie zur Förderung der kognitiven Verbesserung (das Denken, Verstehen und Wissen betreffend) und des Stressabbaus.

Bisabolol

Bisabolol ist ein Monoterpenoid mit einem milden, süßen und blumigen Duft, ähnlich dem der Kamille. Bekannt für seine beruhigenden und heilenden Eigenschaften, findet es breite Anwendung in der Kosmetik- und Pharmaindustrie, vor allem in Hautpflegeprodukten.

Die potenziellen medizinischen Anwendungsgebiete von Bisabolol sind vielfältig. Aufgrund seiner beruhigenden und entzündungshemmenden Eigenschaften ist es häufig in Produkten für empfindliche oder gereizte Haut zu finden. Es hilft, Hautrötungen, Reizungen und Entzündungen zu mindern, und ist daher besonders für Menschen mit empfindlicher Haut, Ekzemen oder Rosazea geeignet. Untersuchungen zeigen, dass Bisabolol entzündungshemmend wirkt, indem es die Aktivität von Entzündungsmediatoren hemmt; Entzündungsmediatoren sind körpereigene Stoffe, die eine Entzündungsreaktion des Körpers einleiten oder aufrechterhalten. Zudem fördert es die Wundheilung und Hautreparatur durch Unterstützung der Zellregeneration und seine antiseptischen Eigenschaften. Seine antimikrobiellen Fähigkeiten machen es zu einem nützlichen Wirkstoff in der Behandlung von Hautinfektionen, da es gegen verschiedene Bakterien und Pilze wirksam ist. Seine antioxidativen Eigenschaften schützen die Haut zudem vor Schäden durch freie Radikale. In der Aromatherapie wird Bisabolol für seine entspannende

Wirkung geschätzt und hilft dabei, Stress und Angstzustände zu lindern.

Camphen

Camphen ist ein Monoterpen, das in der Natur in verschiedenen Pflanzen vorkommt. Sein erdiger, holziger und leicht süßlich-würziger Geruch erinnert oft an Nadelbäume. Für den Menschen ist Camphen sowohl in der Aromatherapie als auch in der Medizin wertvoll, insbesondere aufgrund seiner antioxidativen, entzündungshemmenden und antimikrobiellen Wirkungen.

In der medizinischen Anwendung zeigt Camphen antioxidative Eigenschaften, die dazu beitragen, freie Radikale zu neutralisieren und so vor oxidativen Schäden zu schützen, die Zellalterung und verschiedene chronische Krankheiten verursachen können. Zudem wirkt Camphen entzündungshemmend und ist ein potenzieller Kandidat für die Behandlung von Entzündungserkrankungen wie Arthritis. Erste Studien deuten auf kardioprotektive (das Herz schützende) Effekte hin, wie die Senkung des Cholesterinspiegels und eine verbesserte Durchblutung. Aufgrund seiner antimikrobiellen Eigenschaften ist Camphen in der Atemwegsmedizin und bei der Behandlung von Hautinfektionen von Nutzen. Zudem zeigt es schleimlösende und bronchodilatatorische (die Atemwege erweiternde) Wirkungen, die bei Erkältungen und Bronchitis hilfreich sein können. Camphen wird auch in Hautpflegeprodukten eingesetzt, um Wunden zu desinfizieren und die Heilung zu fördern.

Geraniol

Geraniol ist für seinen süßen, blumigen Duft bekannt, der oft mit Rosen und Zitrusfrüchten assoziiert wird. Es kommt in verschiedenen Pflanzen vor. Geraniol hat antioxidative, entzündungshemmende und antimikrobielle Eigenschaften und wird sowohl in der Kosmetik als auch in der Medizin verwendet. Es ist beim Menschen insbesondere als beruhigender Duftstoff in Parfums und Kosmetika beliebt.

Die antioxidative Wirkung von Geraniol schützt Zellen vor oxidativem Stress und trägt zur Vorbeugung von altersbedingten und chronischen Erkrankungen wie Krebs und Herz-Kreislauf-Erkrankungen bei. Durch seine entzündungshemmenden Eigenschaften kann Geraniol die Behandlung von Erkrankungen wie Arthritis und Akne unterstützen. Zudem zeigt Geraniol antimikrobielle und antifungale Wirkungen und wird daher in der Naturheilkunde gegen verschiedene Infektionen eingesetzt. Es wird auch auf seine neuroprotektiven Eigenschaften hin untersucht. Es gibt Hinweise darauf, dass es Nervenzellen vor Schäden schützt und möglicherweise neurodegenerativen Erkrankungen wie der Alzheimer- und der Parkinson-Krankheit vorbeugen könnte. Vorläufige Studien deuten außerdem darauf hin, dass es das Wachstum bestimmter Krebszellen hemmt.

Borneol

Borneol kommt in verschiedenen Pflanzen vor und fällt durch seinen charakteristischen minzigen, kampferartigen Duft auf. Seit Jahrhunderten wird Borneol in der traditionellen Medizin verwendet, insbesondere in der chinesischen und ayurvedischen Heilkunde. Es ist bekannt für seine vielfältigen medizinischen Anwendungsmöglichkeiten und wird aufgrund seiner entzündungshemmenden, antimikrobiellen und beruhigenden Eigenschaften geschätzt.

Zu den potenziellen medizinischen und therapeutischen Anwendungen befähigen Borneol vor allem seine entzündungshemmenden Eigenschaften. Borneol ist dafür bekannt, entzündliche Reaktionen im Körper zu hemmen. Das macht es zu einem vielversprechenden Mittel für die Behandlung von entzündlichen Erkrankungen wie Arthritis und anderen chronischen Entzündungen. Darüber hinaus wird Borneol in der traditionellen chinesischen Medizin zur Schmerzlinderung eingesetzt, insbesondere bei Muskel- und Gelenkschmerzen. Es wirkt schmerzlindernd, indem es die Schmerzrezeptoren im Nervensystem beeinflusst. Studien belegen seine Wirksamkeit gegen Bakterien, Pilze und

Viren. Das macht es zu einem nützlichen Inhaltsstoff in natürlichen Desinfektionsmitteln und antiviralen Präparaten. Aufgrund seiner antiseptischen Eigenschaften wird Borneol auch in Salben und Hautpflegeprodukten eingesetzt, um Wunden zu heilen und Hautinfektionen vorzubeugen. Es beschleunigt die Heilung und verringert das Infektionsrisiko. Zudem hat Borneol beruhigende Eigenschaften und wird in der Aromatherapie zur Reduzierung von Angstzuständen und Stress genutzt. Sein angenehmer Duft wirkt entspannend. Das macht es zu einem beliebten Inhaltsstoff in ätherischen Ölen, die den Schlaf fördern und das Nervensystem beruhigen.

Weitere Terpene

Neben Borneol und den anderen aufgeführten Terpenen wurden in der Cannabis-Pflanze zahlreiche weitere Terpene identifiziert, die ebenfalls über einzigartige Aromen und potenzielle gesundheitliche Vorteile verfügen. Insgesamt enthält Cannabis über 150 verschiedene Terpene, die zum Entourage-Effekt beitragen (siehe S. 39). Die Erforschung dieser Verbindungen ist ein wachsendes Feld, das stetig neue Erkenntnisse über die therapeutischen Möglichkeiten von Cannabis liefern wird.

Flavonoide

Flavonoide sind eine weitere bedeutende Gruppe sekundärer Pflanzenstoffe, die in vielen Pflanzen einschließlich der Cannabis-Pflanze vorkommen. Sie sind nicht nur für die Färbung der Pflanzen verantwortlich, sondern tragen auch zu den gesundheitlichen und therapeutischen Wirkungen von Cannabis bei. In der Cannabis-Pflanze machen Flavonoide etwa zehn Prozent der chemischen Verbindungen aus. Sie sind polyphenolische Verbindungen, die Pflanzen vor UV-Strahlung, Schädlingen und Krankheiten schützen. In der Cannabis-Forschung wird zunehmend erkannt, dass diese Verbindungen wichtige gesundheitliche Vorteile bieten, insbesondere durch ihre entzündungshemmenden, antioxidativen und neuroprotektiven Eigenschaften. Ein Problem beim medizinischen Einsatz von Flavonoiden besteht jedoch darin, dass sie schlecht von den Körperzellen aufgenommen werden können. Deshalb konzentriert sich die aktuelle Forschung darauf, Formulierungen wie liposomale Verabreichung und Nanopartikel zu entwickeln, um ihre Bioverfügbarkeit zu erhöhen.

Cannflavine

In Cannabis sind über zwanzig verschiedene Flavonoide identifiziert worden, darunter einige, die auch in anderen Pflanzen vorkommen, sowie andere, die ausschließlich in Cannabis gefunden wurden. Zu den Haupt-Flavonoiden zählen die Cannflavine A, B und C, die nur in der Cannabis-Pflanze vorkommen und für ihre starken entzündungshemmenden Eigenschaften bekannt sind. Sie gehören zur Klasse der polyphenolischen Verbindungen und tragen zur einzigartigen therapeutischen Wirkung von Cannabis bei. Die Cannflavine hemmen die Produktion von Prostaglandinen, Hormonen, die an Entzündungsprozessen beteiligt ist. Dadurch könnten sie als potenzielle Alternativen zu nicht steroidalen entzündungshemmenden Medikamenten (NSAR) wie Aspirin eingesetzt werden.

Studien zeigen, dass Cannflavin A und B entzündungshemmende Wirkungen haben, die bis zu dreißigmal stärker sein können als die von Aspirin. Das macht sie besonders wertvoll für die Behandlung von chronischen Entzündungen wie Arthritis, Rheuma oder entzündlichen Darmerkrankungen. Vorläufige Forschung deutet zudem auf eine neuroprotektive Wirkung der Cannflavine hin, die Nervenzellen vor Schäden schützen und so möglicherweise bei der Behandlung oder Vorbeugung von neurodegenerativen Erkrankungen wie der Alzheimer- oder der Parkinson-Krankheit nützlich sein könnten.

Die Forschung zu Cannflavinen steckt noch in den Anfängen, erste Ergebnisse sind jedoch vielversprechend. Untersuchungen zur entzündungshemmenden Wirkung und zur Rolle der Cannflavine bei der Hemmung von bestimmten Enzymen zeigen, dass sie ähnliche Wirkmechanismen wie gängige NSAR besitzen, jedoch ohne die Nebenwirkungen, die mit diesen Medikamenten verbunden sind. Da die Nachfrage nach natürlichen Entzündungshemmern steigt, gewinnt die Entwicklung von Cannflavin-basierten Präparaten immer mehr an Bedeutung. Unternehmen wie Anahit International arbeiten an der Extraktion von Cannflavinen aus Cannabis zur Verwendung in Nahrungsergänzungsmitteln und Medikamenten.

Die potenziellen medizinischen Anwendungen von Cannflavinen umfassen neben der Entzündungshemmung auch die Schmerzlinderung. In Zukunft könnten Cannflavine zur Entwicklung natürlicher Schmerzmittel beitragen, die sicherer und effektiver sind als chemische NSAR.

Quercetin und Apigenin

Quercetin und Apigenin sind Flavonoide, die zur therapeutischen Vielfalt der Cannabis-Pflanze beitragen und die Effekte von Cannabinoiden und Terpenen verstärken können.

Quercetin ist ein Flavonoid, das in vielen Pflanzen vorkommt und antioxidative sowie entzündungshemmende Eigenschaften besitzt. Es schützt Pflanzen vor UV-Strahlung und oxidativem Stress und bietet dem menschlichen Körper ähnliche Vorteile. Seine medizinischen Anwendungen sind vielfältig: Quercetin verringert oxidativen Stress. Damit könnte es das Risiko chronischer Erkrankungen wie Krebs, Herz-Kreislauf-Erkrankungen und neurodegenerativen Krankheiten senken. Es hemmt die Produktion von Entzündungsmediatoren. Das könnte bei chronischen Entzündungen wie Arthritis hilfreich sein. Zudem zeigt es antivirale und antimikrobielle Wirkungen und stärkt das Immunsystem. Quercetin verbessert die Herz-Kreislauf-Gesundheit, wirkt als Mastzellstabilisator und könnte somit allergische Reaktionen wie Heuschnupfen lindern. Studien haben gezeigt, dass es Entzündungen reduziert, das Wachstum von Krebszellen hemmt und den Zelltod (Apoptose) von Krebszellen fördert.

Apigenin ist ein weiteres Flavonoid mit entzündungshemmenden, antioxidativen, angstlösenden und krebshemmenden Eigenschaften. Apigenin lindert Angstzustände, ähnlich wie Benzodiazepine, jedoch ohne deren Suchtpotenzial. Es hemmt entzündungsfördernde Enzyme und Zytokine, neutralisiert freie Radikale und verlangsamt so den Alterungsprozess. In der Krebsforschung zeigt Apigenin das Potenzial, das Wachstum von Krebszellen zu hemmen und deren Absterben zu fördern. Erste Forschungsergebnisse deuten zudem auf neuroprotektive Effekte hin, die die Entwicklung einer Alzheimer- und Parkinson-Krankheit verlangsamen könnten.

Kaempferol

Kaempferol ist ein Flavonoid, das für seine antioxidativen, entzündungshemmenden, neuroprotektiven und krebshemmenden Eigenschaften bekannt ist. Im menschlichen Körper zeigt Kaempferol antioxidative und entzündungshemmende Eigenschaften. Das macht es zu einem potenziellen Mittel gegen verschiedene chronische Erkrankungen.

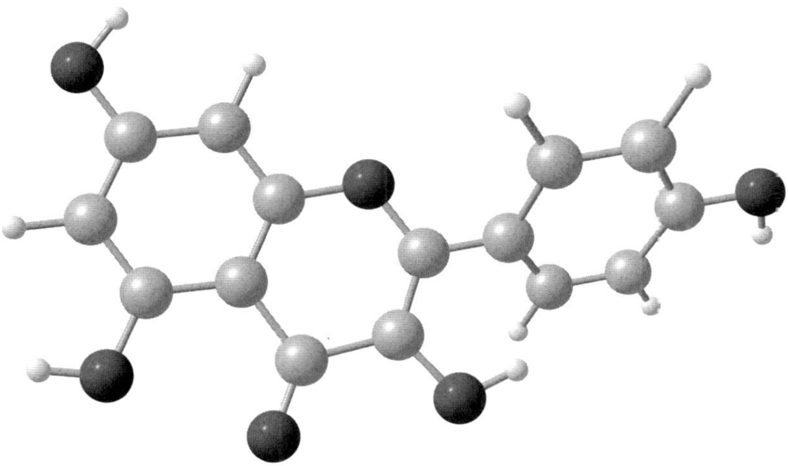

Das Flavonoid Kaempferol

Kaempferol hat vielfältige medizinische Anwendungsbereiche. Es neutralisiert freie Radikale, reduziert oxidativen Stress und kann damit das Risiko für chronische Erkrankungen wie Herzkrankheiten und Krebs verringern. Seine entzündungshemmende Wirkung hemmt die Produktion von entzündungsfördernden Molekülen. Das macht es zu einem potenziellen Mittel gegen Arthritis, Asthma und andere entzündliche Erkrankungen. Studien haben auch gezeigt, dass Kaempferol das Wachstum von Krebszellen hemmen und deren Absterben fördern kann, u. a. bei Brust-, Lungen-, Leber- und Blasenkrebs. Darüber hinaus könnte Kaempferol neurodegenerativen (mit Abbau von Nervenzellen verbundenen) Erkrankungen wie der Alzheimer-Krankheit vorbeugen, indem es oxidativen Stress im Gehirn reduziert und entzündliche Prozesse hemmt. Es trägt auch zur Verbesserung der Herz-Kreislauf-Gesundheit bei, indem es den Blutdruck senkt, die Arterien vor Stress schützt und die Funktion der Blutgefäßwände verbessert. Das könnte das Risiko von Herzinfarkten und Schlaganfällen mindern.

Luteolin

Luteolin ist bekannt für seine entzündungshemmenden, antioxidativen und krebshemmenden Eigenschaften. Im menschlichen Körper wirkt es als Antioxidans und hemmt Entzündungen, indem es in zelluläre Signalwege eingreift. Es neutralisiert freie Radikale und hilft, oxidativen Stress zu reduzieren. So kann es den Alterungsprozess verlangsamen und das Risiko chronischer Erkrankungen wie Krebs und Herz-Kreislauf-Erkrankungen verringern. Seine entzündungshemmenden Eigenschaften beruhen darauf, dass es die Aktivität von Enzymen wie COX-2 und die Produktion von Entzündungsmediatoren wie Zytokinen hemmt. Dies macht es zu einem potenziellen Mittel gegen entzündliche Erkrankungen wie Arthritis, Asthma und entzündliche Darmerkrankungen.

Ein weiterer Schwerpunkt der Forschung ist die neuroprotektive Wirkung von Luteolin. Es kann das Gehirn vor oxidativem Stress und Entzündungen schützen, die zu neurodegenerativen

Erkrankungen wie der Alzheimer- und der Parkinson-Krankheit führen. Studien deuten darauf hin, dass Luteolin auch die Bildung von Beta-Amyloid-Plaques im Gehirn hemmen könnte, die für die Alzheimer-Erkrankung typisch sind. Zudem hat Luteolin in Laborexperimenten antitumorale Wirkungen gezeigt: Es hemmt die Vermehrung und das Wachstum von Krebszellen und fördert den Krebszelltod in Krebsarten wie Brust-, Darm- und Lungenkrebs. Luteolin wirkt auch als Mastzellstabilisator und hemmt die Freisetzung von Histamin. Das macht es zu einem potenziellen Mittel gegen Allergien und Asthma. Aufgrund seiner entzündungshemmenden und antioxidativen Eigenschaften wird es auch hinsichtlich seiner Rolle bei der Vorbeugung von Herz-Kreislauf-Erkrankungen untersucht.

Vitexin und Isovitexin

Vitexin und Isovitexin haben vielfältige medizinische und therapeutische Anwendungen. Durch ihre antioxidative Wirkung tragen sie zur Reduzierung von oxidativem Stress bei. Das macht sie vor allem für die Behandlung bei chronischen Erkrankungen wie Herz-Kreislauf-Erkrankungen, Krebs und neurodegenerativen Krankheiten relevant. Darüber hinaus hemmen sie die Produktion von Entzündungsmediatoren. Dadurch sind sie potenzielle Hilfsmittel bei der Behandlung von chronischen Entzündungen wie Arthritis und entzündlichen Darmerkrankungen.

Studien deuten auf die Nerven schützende Effekte hin, da Vitexin und Isovitexin das Gehirn vor oxidativem Stress und Entzündungen schützen. Dies macht sie zu möglichen Kandidaten für die Vorbeugung oder Behandlung neurodegenerativer Erkrankungen wie der Alzheimer- und der Parkinson-Krankheit. Zudem haben präklinische Studien gezeigt, dass beide Flavonoide antitumorale Eigenschaften besitzen: Sie hemmen das Wachstum und die Vermehrung von Krebszellen und fördern den programmierten Zelltod (Apoptose) in verschiedenen Krebsarten, darunter Brust-, Lungen- und Darmkrebs. Zudem reduzieren sie oxidative Schäden.

Vitexin hat zusätzlich positive Effekte auf die Herz-Kreislauf-Gesundheit. In der traditionellen Medizin wird es zur Blutdruckregulierung, Verbesserung des Blutflusses und Reduzierung von Entzündungen in den Blutgefäßen eingesetzt. Auf diese Weise kann es das Risiko von Herz-Kreislauf-Erkrankungen verringern. Studien haben zudem gezeigt, dass Vitexin und Isovitexin beruhigend wirken. Das könnte sie zu natürlichen Mitteln gegen Angstzustände, Schlaflosigkeit und Stress machen.

Orientin und Isoorientin

Orientin und Isoorientin, ebenfalls natürliche Flavonoide, sind für ihre antioxidativen, entzündungshemmenden und neuroprotektiven Eigenschaften bekannt und werden auf ihre potenziellen medizinischen und therapeutischen Anwendungen hin intensiv erforscht. Diese Flavonoide könnten den Alterungsprozess verlangsamen und das Risiko für chronische Erkrankungen wie Herz-Kreislauf-Erkrankungen und Krebs verringern. Darüber hinaus wirken sie sich positiv auf die Herz-Kreislauf-Gesundheit aus, indem sie die Blutgefäßfunktion verbessern und Entzündungen in den Arterien reduzieren. Eine interessante Anwendung von Orientin ist sein Einsatz als Schutzmittel gegen Strahlenschäden z.B. in der Krebsstrahlentherapie, wo es gesunde Zellen zu schützen hilft. In präklinischen Studien wurden zudem neuroprotektive und antitumorale Wirkungen nachgewiesen.

Rutin

Rutin ist auch bekannt als Vitamin P. Es zeichnet sich durch seine starken antioxidativen, entzündungshemmenden und kardioprotektiven (das Herz schützenden) Eigenschaften aus.

Seine medizinischen Anwendungen sind vielfältig. Als starkes Antioxidans neutralisiert Rutin freie Radikale und verhindert oxidative Zellschäden. Dadurch kann es das Risiko von Krebs, Herz-Kreislauf-Erkrankungen und anderen chronischen Leiden senken. Zusätzlich hemmt Rutin die Produktion entzündungsfördernder Enzyme und Zytokine und kann so bei Erkrankungen wie Arthritis und entzündlichen Darmerkrankungen hilfreich sein.

Rutin ist besonders bekannt für seine kardioprotektive Wirkung. Es stärkt die Blutgefäße, verbessert die Durchblutung und wird daher bei Krampfadern, Blutergüssen und Bluthochdruck eingesetzt. Es reguliert die Blutgerinnung und senkt das Risiko von Thrombosen und Herzinfarkten. Zudem schützt es die ganz kleinen Blutgefäße, was es bei Venenerkrankungen, Hämorrhoiden und Ödemen (Ansammlung von Flüssigkeit in Geweben) nützlich macht.

Zusätzlich besitzt Rutin neuroprotektive Eigenschaften. Studien deuten darauf hin, dass es das Risiko der Alzheimer- und der Parkinson-Krankheit verringern kann, indem es oxidativen Stress im Gehirn reduziert und Nervenzellen schützt. In einigen Studien zeigte Rutin antitumorale Eigenschaften, indem es das Wachstum von Krebszellen hemmte und den programmierten Zelltod (Apoptose) in Tumorzellen förderte. Dadurch wird es zu einem potenziellen Wirkstoff in der Krebstherapie.

Der Entourage-Effekt

Der Begriff »Entourage-Effekt« wurde 1998 von den israelischen Wissenschaftlern Raphael Mechoulam und Shimon Ben-Shabat geprägt. Mechoulam, ein Pionier in der Cannabinoid-Forschung, entdeckte in den 1960er-Jahren THC und CBD und untersuchte daraufhin das menschliche Endocannabinoid-System (siehe S. 43). In den späten 1990er-Jahren erkannten Mechoulam und Ben-Shabat, dass die Wirkung körpereigener Cannabinoide in Kombination stärker ist als die einzelner Verbindungen. Dieser Effekt wurde als Entourage-Effekt bezeichnet. Ihre Studien zeigten, dass die Wechselwirkung mehrerer Verbindungen zu einer stärkeren und länger anhaltenden Wirkung führt.

Die Forschung zum Entourage-Effekt hat sich in den letzten Jahrzehnten intensiviert, insbesondere hinsichtlich der gemeinsamen Wirkung von Cannabinoiden, Terpenen und Flavonoiden in der Cannabis-Pflanze. Der Entourage-Effekt verstärkt die Wirkung von THC und CBD, wenn sie zusammen mit anderen Pflanzenstoffen eingenommen werden. Dies wird sowohl in der medizinischen Anwendung von Cannabis als auch in der pharmazeutischen Entwicklung berücksichtigt.

Wichtige Beiträge zur Erforschung des Entourage-Effekts stammen von Ethan Russo, einem renommierten Neurologen und Cannabinoid-Forscher. In seiner Arbeit »Taming THC« aus dem Jahr 2011 untersuchte Russo, wie Cannabinoide und Terpene zusammenwirken können, um therapeutische Vorteile wie Schmerz- und Angstlinderung zu maximieren. Er stellte fest, dass Terpene wie Caryophyllen die Wirkung von THC verstärken und CBD die psychoaktiven Effekte von THC abmildern kann. Zudem haben Terpene wie Limonen und Linalool angstlösende und stimmungsaufhellende Effekte.

Eine zentrale Forschungsfrage in der Cannabis-Wissenschaft ist der Vergleich zwischen Vollspektrum-Cannabis-Extrakten und isolierten, einzelnen Cannabinoiden. Studien zeigen, dass Vollspektrum-Extrakte, die eine breite Palette an Cannabinoiden und Terpenen enthalten, eine stärkere therapeutische Wirkung haben können als isolierte Cannabinoide. Eine Studie von 2015 ergab, dass ein Vollspektrum-CBD-Extrakt bei der Behandlung von Schmerzen und Entzündungen effektiver ist als reines CBD – eine weitere Bestätigung der Theorie des Entourage-Effekts.

Neuere Forschungen konzentrieren sich darauf, wie Terpene die Wirkung von Cannabinoiden auf molekularer Ebene beeinflussen. Terpene wie Myrcen können beispielsweise die Durchlässigkeit der Zellmembranen erhöhen, wodurch die Aufnahme von Cannabinoiden verbessert wird. Andere Terpene wie Limonen und Linalool haben potenziell antidepressive Wirkungen. Eine Studie von 2018 zeigte, dass Caryophyllen direkt mit dem CB2-Rezeptor im menschlichen Körper interagiert und entzündungshemmend wirkt.

Der aktuelle Forschungsstand fokussiert sich auf die Wechselwirkungen zwischen Cannabinoiden und Terpenen. Obwohl viele Studien noch im präklinischen Stadium sind, gibt es laufende Forschungsansätze zur Identifizierung spezifischer Kombinationen von Cannabinoiden und Terpenen, die für die Behandlung bestimmter Erkrankungen am besten geeignet sind. Eine weitere Entwicklung ist die personalisierte Medizin, die auf die individuelle Reaktion der einzelnen Patienten und Patientinnen auf Cannabinoide und Terpene abzielt, um maßgeschneiderte Cannabis-Produkte zu entwickeln.

Trotz dieser Fortschritte gibt es auch Herausforderungen: Strenge Regulierungen erschweren die Durchführung klinischer Studien, und die Standardisierung von Cannabis-Produkten bleibt aufgrund der Vielzahl der enthaltenen Verbindungen schwierig. Zudem sind auch noch Fragen zur genauen Funktionsweise offen, insbesondere zur Wirkung einzelner Terpene und Cannabinoide auf spezifische Rezeptoren im menschlichen Körper.

Nutzen des Entourage-Effekts

Das Zusammenwirken der Cannabinoide und Terpene ermöglicht gezielte therapeutische Anwendungen. Kombinationen aus THC, CBD und Terpenen wie Caryophyllen und Myrcen wirken schmerzlindernd und können bei chronischen Schmerzen helfen. Produkte mit CBD, Limonen und Linalool lindern Angstzustände und Depressionen, während CBD in Verbindung mit Caryophyllen entzündungshemmend wirkt, was bei Autoimmunerkrankungen hilfreich sein kann.

Ein weiterer wichtiger Vorteil ist die Veränderung der Bioverfügbarkeit von Cannabinoiden durch Terpene: Myrcen kann die Blut-Hirn-Schranke durchlässiger machen, was die Aufnahme in das Gehirn erleichtert. CBD beeinflusst die Wirkung von THC, indem es dessen Abbau verlangsamt. Das führt zu einer gleichmäßigeren, weniger psychoaktiven Wirkung.

Zukünftige Studien sind notwendig, um die Mechanismen des Entourage-Effekts weiter zu entschlüsseln. Pharmaunternehmen arbeiten an der Entwicklung standardisierter Cannabis-Produkte, die auf den Entourage-Effekt abgestimmt sind. Der Entourage-Effekt zeigt die besondere Kraft der Cannabis-Pflanze und verdeutlicht, dass die kombinierte Wirkung ihrer Bestandteile stärker ist als die Wirkung einzelner Bestandteile allein. Dies eröffnet verbesserte Behandlungsmöglichkeiten, insbesondere für chronische Schmerzen, Entzündungen, Epilepsie und andere Erkrankungen.

Wirkmechanismen von Cannabis – das Endocannabinoid-System

Die Interaktion von Cannabis mit dem Endocannabinoid-System ist der Schlüssel zu seinen vielfältigen therapeutischen Wirkungen. Das Endocannabinoid-System ist ein komplexes biologisches Netzwerk im Körper, das aus Endocannabinoiden (also vom Körper selbst gebildeten Cannabinoiden), Rezeptoren und den Enzymen besteht, die diese Moleküle und Verbindungen aufbauen und abbauen. Das System spielt eine zentrale Rolle bei der Regulation vieler physiologischer Prozesse, darunter Schmerzempfinden, Stimmung, Appetit, Gedächtnis, Entzündungsreaktionen und die Funktion des Immunsystems. Die Endocannabinoide sowie die Rezeptoren, an die sie im menschlichen Körper binden, werden im Folgenden etwas genauer vorgestellt.

Endocannabinoide

Anandamid

Der Name »Anandamid« leitet sich vom Sanskrit-Wort »*Ananda*« ab, was »Glück« oder »Freude« bedeutet. Es wird als »Bliss-Molekül« bezeichnet (»*bliss*« kommt aus dem Englischen und bedeutet »Glückseligkeit«) und ist wichtig für die Regulation von Stimmung, Gedächtnis, Schmerz und Appetit. Anandamid bindet hauptsächlich an CB1-Rezeptoren im Gehirn, was seine Wirkung auf die Stimmung und das emotionale Wohlbefinden erklärt. Seine Aktivität wird jedoch durch das Enzym Fettsäureamid-Hydrolase schnell begrenzt. Anandamid trägt zur Schmerzlinderung, Stressreduktion und Gedächtnisbildung bei und ist an der Belohnungsverarbeitung beteiligt, ähnlich wie THC.

2-Arachidonoylglycerol

Das 2-Arachidonoylglycerol (kurz: 2-AG), ist das am häufigsten vorkommende Endocannabinoid im Körper und hat eine starke Bindungsaffinität sowohl zu CB1- als auch zu CB2-Rezeptoren. Es beeinflusst eine Vielzahl von physiologischen Funktionen, einschließlich Appetit, Schmerzwahrnehmung, Regulation des Immunsystems und Entzündungsprozessen. Im Vergleich zu Anandamid ist 2-AG stabiler und spielt eine wichtige Rolle in der Kontrolle von Nervennetzwerken. Zudem ist es entscheidend für die neuroprotektiven (die Nerven schützenden) Funktionen des Endocannabinoid-Systems und reguliert Entzündungsreaktionen im gesamten Körper sowie das Gleichgewicht der Neurotransmitter (Signalstoffe, die zwischen Nervenzellen ausgetauscht werden) im Gehirn.

Cannabinoid-Rezeptoren

Cannabinoid-Rezeptoren sind sozusagen die »Empfangsstationen« des Endocannabinoid-Systems und verantwortlich für die Regulierung zahlreicher physiologischer Prozesse im Körper. Die wichtigsten Rezeptoren sind CB1 und CB2, die unterschiedliche Funktionen haben und unterschiedlich im Körper verteilt sind.

CB1-Rezeptor

Der CB1-Rezeptor, in den frühen 1990er-Jahren entdeckt, ist ein wesentlicher Bestandteil des Endocannabinoid-Systems und spielt eine entscheidende Rolle bei der Regulierung verschiedener Funktionen im zentralen Nervensystem (Gehirn und Rückenmark). Er befindet sich im Rückenmark und im Gehirn, vor allem in Gehirnregionen, die für Schmerzempfinden, Gedächtnis, Appetit, Bewegung und Stimmung verantwortlich sind: in den Basalganglien (zuständig für Motorik und Bewegungssteuerung), dem Hippokampus (Gedächtnisbildung), dem Kleinhirn (Bewegungskoordination), der Amygdala (Emotionen und Stress) und dem Hypothalamus (Appetit und Schlaf).

Der CB1-Rezeptor wird durch die Bindung von Endocannabinoiden wie Anandamid oder 2-AG sowie pflanzlichen Cannabinoiden wie THC aktiviert. So aktiviert, beeinflusst er die Freisetzung von Neurotransmittern einschließlich Dopamin, Glutamat und GABA (Gamma-Aminobuttersäure). Die Bindung von THC an den CB1-Rezeptor ist verantwortlich für die psychoaktiven Effekte von Cannabis. Diese Effekte umfassen eine veränderte Wahrnehmung (Rauschzustand), Schmerzlinderung durch Hemmung von Schmerzsignalen, gesteigerten Appetit (oft als »Munchies« bezeichnet) sowie Entspannung und Stressreduktion.

CB1-Rezeptoren sind zentral in der Schmerzregulation, insbesondere bei Schmerzen, die durch eine Beeinträchtigung des Nervensystems entstehen (neuropathische Schmerzen), und stellen einen wichtigen Ansatzpunkt für die Behandlung von Angststörungen, Übelkeit und Appetitlosigkeit dar. Durch die Modulation dieser Rezeptoren kann Cannabis sowohl physische als auch psychische Symptome beeinflussen. Deshalb wird der CB1-Rezeptor häufig bei Erkrankungen wie Fibromyalgie, Migräne und neuropathischen Schmerzen untersucht. Da der CB1-Rezeptor eng mit kognitiven (Denken) und motorischen Prozessen (Bewegung) verbunden ist, kann seine Aktivierung durch THC aber auch unerwünschte Nebenwirkungen verursachen. Dazu gehören u.a. Störungen des Kurzzeitgedächtnisses, verlangsamte Reaktionen oder Konzentrationsprobleme.

CB2-Rezeptor

Der CB2-Rezeptor ist der zweite wichtige Bestandteil des Endocannabinoid-Systems und unterscheidet sich funktionell stark vom CB1-Rezeptor. Während CB1-Rezeptoren vorwiegend im zentralen Nervensystem (Gehirn und Rückenmark) vorkommen, sind CB2-Rezeptoren hauptsächlich im peripheren Nervensystem (restliches Nervensystem) und in Zellen des Immunsystems zu finden, vor allem in Makrophagen, T-Zellen und B-Zellen. Zudem befinden sie sich in Organen, die eine wichtige Rolle für das Immunsystem spielen, darunter die Milz, die Leber, der Darm und das Knochenmark.

CB2-Rezeptoren sind hauptsächlich an der Regulation des Immunsystems beteiligt. Sie steuern Entzündungsreaktionen und beeinflussen die Freisetzung von Zytokinen, die als entzündungsfördernde oder -hemmende Botenstoffe fungieren. Im Gegensatz zu CB1-Rezeptoren sind CB2-Rezeptoren nicht mit psychoaktiven Effekten verbunden, ihre Aktivierung durch Cannabinoide wie CBD oder THC löst also keine Rauschzustände aus. THC bindet sowohl an CB1- als auch an CB2-Rezeptoren. Die Aktivierung des CB2-Rezeptors durch THC oder körpereigene Endocannabinoide kann entzündungshemmende Effekte hervorrufen. Das ist für die Behandlung von entzündungsbedingten Erkrankungen wie Arthritis oder entzündlichen Darmerkrankungen relevant. CBD beeinflusst die CB2-Rezeptoren hingegen indirekt, indem es die Wirkung der körpereigenen Endocannabinoide verstärkt. Das trägt zur Regulierung von Schmerz, Entzündungen und Immunantworten bei.

Medizinische Hilfe ohne Rauschzustand

CB2-Rezeptoren sind besonders interessant für die Behandlung von entzündlichen und autoimmunen Erkrankungen, da sie die Aktivität von Immunzellen modulieren können. Zu den therapeutischen Anwendungsbereichen zählen chronisch-entzündliche Darmerkrankungen wie Morbus Crohn, Rheumatoide Arthritis, Multiple Sklerose und schmerzhafte Entzündungszustände. CB2-Rezeptoren sind ein vielversprechendes Ziel für die Entwicklung von entzündungshemmenden Medikamenten, die keine psychoaktiven Effekte haben. Dies macht sie besonders attraktiv für die Therapie von Krankheiten, die mit übermäßigen Entzündungsreaktionen einhergehen.

GPR55-Rezeptor

Der GPR55-Rezeptor ist ein relativ neu entdeckter Bestandteil des Endocannabinoid-Systems und wird oft als »nicht klassischer« Cannabinoid-Rezeptor bezeichnet. Einige Forscher schlagen vor, ihn als CB3-Rezeptor zu klassifizieren, da er auf bestimmte Cannabinoide reagiert, obwohl er strukturell nur wenig Ähnlichkeit mit den bekannten CB1- und CB2-Rezeptoren hat. GPR55 kommt in verschiedenen Geweben des Körpers vor, vor allem im Gehirn (insbesondere im Kleinhirn), im Magen-Darm-Trakt, in Knochenzellen und im Immunsystem. Seine genaue Rolle im Körper ist noch nicht vollständig verstanden, aber man weiß, dass er an der Schmerzwahrnehmung, an Entzündungsreaktionen, am Knochenstoffwechsel und möglicherweise an Krebserkrankungen beteiligt ist.

Der GPR55-Rezeptor wird sowohl durch körpereigene Cannabinoide wie Anandamid und 2-AG als auch durch pflanzliche Cannabinoide wie THC aktiviert. Zudem reagiert dieser Rezeptor auch auf andere Moleküle, was ihn von CB1- und CB2-Rezeptoren unterscheidet. CBD hingegen scheint als Antagonist zu wirken, also die Aktivität von GPR55 zu blockieren oder zu mindern. Das könnte möglicherweise entzündungshemmende Effekte haben.

Der GPR55-Rezeptor ist besonders interessant für die Krebsforschung, da seine Aktivierung möglicherweise das Wachstum von Tumorzellen beeinflussen kann. Zudem spielt er eine Rolle im Knochenstoffwechsel, weil er die Funktion von Zellen, die Knochen abbauen, reguliert. Das könnte ihn potenziell nützlich für die Behandlung von Knochenerkrankungen wie Osteoporose machen. Die Forschung rund um GPR55 ist noch im Gange, und sowohl seine genaue Rolle im Endocannabinoid-System als auch seine therapeutischen Möglichkeiten sind noch nicht vollständig geklärt. Dennoch besteht großes Potenzial, insbesondere in den Bereichen Schmerzbehandlung, Entzündungshemmung und Krebs.

TRPV1-Rezeptor

Der TRPV1-Rezeptor ist ein Ionenkanal in Zellmembranen, der auf verschiedene physikalische und chemische Reize reagiert. Er spielt eine zentrale Rolle im somatosensorischen System des Körpers, das für die Wahrnehmung von Schmerzen und Temperatur verantwortlich ist. Der TRPV1-Rezeptor befindet sich hauptsächlich in Schmerznervenzellen des peripheren Nervensystems, ist aber auch im zentralen Nervensystem vorhanden. Seine Aktivierung wird durch Reize wie hohe Temperaturen (über 43 °C), Capsaicin (die scharfe Substanz in Chili), saure Bedingungen und bestimmte körpereigene Substanzen wie das Endocannabinoid Anandamid ausgelöst. Wenn der Rezeptor aktiviert wird, führt dies zum Einstrom von Kalziumionen in die Zellen. In der Folge kommt es zu einer Schmerzempfindung und einer brennenden Wahrnehmung. Der TRPV1-Rezeptor ist besonders wichtig bei der Wahrnehmung schmerzhafter oder entzündlicher Reize und spielt eine Rolle bei der Entstehung von Hyperalgesie (verstärkte Schmerzempfindlichkeit) und Allodynie (Schmerzempfindung auf eigentlich nicht schmerzhafte Reize).

Der TRPV1-Rezeptor interagiert mit dem Endocannabinoid-System, insbesondere mit Anandamid, das sowohl den CB1- als auch den TRPV1-Rezeptor aktivieren kann. Durch diese Interaktion spielt der TRPV1-Rezeptor eine Rolle bei der Modulation von Schmerzen und Entzündungen. Cannabinoide wie CBD können eine desensibilisierende Wirkung auf den TRPV1-Rezeptor haben, was zur Schmerzlinderung beiträgt. Der TRPV1-Rezeptor ist ein zentraler Akteur bei der Schmerz- und Temperaturwahrnehmung. Seine Aktivierung bei Entzündungen macht ihn zu einem wichtigen Ziel in der Schmerztherapie, insbesondere bei der Entwicklung von Medikamenten, die auf eine Linderung von chronischen Schmerzen und entzündungsbedingten Beschwerden abzielen.

PPAR

Die Peroxisome Proliferator-activated Receptors (kurz: PPAR) spielen eine zentrale Rolle im Fett- und Glukosestoffwechsel, bei der Entzündungshemmung, beim Zellwachstum und beim Zellüberleben. Es gibt drei Haupttypen von PPAR, die jeweils unterschiedliche biologische Funktionen erfüllen:

- **PPAR-alpha** ist vor allem in Geweben aktiv, die eine hohe Fettsäureoxidation benötigen, wie die Leber, die Nieren, das Herz und die Skelettmuskulatur. Dieser Rezeptor fördert den Fettsäureabbau und trägt zur Senkung der Konzentration von Triglyzeriden im Blut bei. Substanzen, die diesen Rezeptor hemmen, haben zudem eine entzündungshemmende Wirkung.
- **PPAR-beta/delta** ist in vielen Geweben präsent und reguliert den Energiehaushalt sowie die Muskelregeneration. Er wird mit der Behandlung von Stoffwechselstörungen und Herzerkrankungen in Verbindung gebracht, seine Auswirkungen auf Krebs sind noch umstritten.
- **PPAR-gamma**, stark in Fettgewebe vertreten, ist ein zentraler Regulator der Adipogenese, also der Bildung von Fettzellen, und der Insulinsensitivität. Substanzen, die diesen Rezeptortyp hemmen, werden in der Behandlung von Typ-2-Diabetes eingesetzt, da sie die Insulinempfindlichkeit verbessern und den Glukosespiegel im Blut senken. Zudem hat PPAR-gamma entzündungshemmende Effekte, die in der Therapie von Erkrankungen wie entzündlichen Darmerkrankungen untersucht werden.

PPAR sind also nicht nur für den Fett- und Glukosestoffwechsel, sondern auch für die Entzündungsregulation von großer Bedeutung. Ihre Aktivierung bietet somit vielversprechende therapeutische Ansätze, insbesondere bei Stoffwechselerkrankungen, entzündlichen Krankheiten und einigen Krebsarten. Die Verbindung zwischen dem Endocannabinoid-System und den PPAR ist dabei ein spannendes Forschungsfeld. Cannabinoide wie THC und CBD können über verschiedene Mechanismen auf PPAR einwirken. PPAR werden durch Endocannabinoide wie Anandamid und 2-AG aktiviert, die auch an CB1- und CB2-Rezeptoren binden.

CBD hemmt PPAR-gamma und kann so entzündungshemmende und die Vermehrung von Bindegewebe stoppende Effekte ausüben. Dadurch wird CBD zu einem potenziellen Mittel für die Behandlung von entzündlichen Erkrankungen wie Arthritis, entzündlichen Darmerkrankungen und Lungenfibrose. THC aktiviert PPAR indirekt, indem es die Produktion von Endocannabinoiden und deren Metaboliten (Stoffwechselprodukten) beeinflusst. Die Aktivierung von PPAR-alpha und PPAR-gamma durch THC und seine Metaboliten kann zu positiven Effekten bei Stoffwechselstörungen, gestörtem Fettstoffwechsel und Insulinresistenz beitragen. Besonders vielversprechend ist die PPAR-gamma-Aktivierung durch CBD in der Forschung für die Behandlung von Diabetes, Herz-Kreislauf-Erkrankungen und neurodegenerativen Krankheiten wie der Alzheimer-Krankheit.

Extra: Real World Evidence und Cannabis

Forschung und Entwicklung im Bereich Endocannabinoid-System werden durch Real World Evidence unterstützt, die zeigt, dass viele Patientinnen und Patienten von Cannabis bei der Behandlung von Schmerzen, Depressionen und Angstzuständen profitieren. Real World Evidence sind Erkenntnisse, die auf Daten aus realen klinischen Erfahrungen beruhen. Sie ermöglicht die Untersuchung breiterer Patientengruppen, einschließlich unterschiedlicher Krankheitsstadien, Medikamentenwechselwirkungen und realer Dosierungen.

Real World Evidence hat eine besondere Bedeutung im Kontext von Cannabis. Sie ermöglicht die Erfassung der Wirksamkeit von Cannabis in der realen Anwendung, etwa bei der Linderung von Schmerzen, Angstzuständen oder Schlafstörungen. Darüber hinaus erlaubt Real World Evidence eine längere Patientenbeobachtung und ermöglicht dadurch die Erfassung seltener oder verzögerter Nebenwirkungen. Dies ist besonders nützlich, um die Sicherheit von Cannabis besser zu bewerten. Zudem hilft Real World Evidence bei der Entwicklung personalisierter Behandlungsansätze, da die Zusammensetzung von Cannabinoiden und Terpenen so besser auf die individuellen Bedürfnisse der einzelnen Patienten und Patientinnen abgestimmt werden kann. Als Ergänzung zu den nach statistischen Vorgaben durchgeführten medizinischen Studien kann Real World Evidence wichtige Beiträge leisten.

Indikationen: bei welchen Krankheiten Cannabis helfen kann

Medizinisches Cannabis hat sich als eine wertvolle Ergänzung zur Behandlung einer Vielzahl von Erkrankungen und Symptomen etabliert. Es enthält verschiedene aktive Verbindungen, darunter Cannabinoide wie THC und CBD, die eine breite Palette von therapeutischen Effekten bieten. Die Anwendungsbereiche und Indikationen für medizinisches Cannabis sind vielfältig, und es wird in immer mehr Ländern zur Behandlung verschiedener Erkrankungen zugelassen. Dieses Kapitel gibt eine Übersicht über die wichtigsten Indikationen und Anwendungsbereiche.

Chronische und akute Schmerzen

Cannabis wird zunehmend zur Linderung von chronischen und akuten Schmerzen eingesetzt. Das ist auf die Cannabinoide THC (Tetrahydrocannabinol) und CBD (Cannabidiol) zurückzuführen, die auf das Endocannabinoid-System des Körpers einwirken. Die schmerzlindernde Wirkung von Cannabis kommt über verschiedene Mechanismen zustande:

THC wirkt hauptsächlich durch die Aktivierung der CB1-Rezeptoren im Gehirn und Nervensystem und mindert so die Schmerzwahrnehmung. Es wirkt zudem auf die CB2-Rezeptoren im Immunsystem, was zu einer Verringerung von Entzündungen führen kann. THC ist besonders wirksam bei neuropathischen (Nerven-)Schmerzen, Krebsschmerzen, Muskelschmerzen und Spastiken, beispielsweise bei Erkrankungen wie Multipler Sklerose. Durch die Herabsetzung der Schmerzempfindlichkeit und die Förderung der Muskelentspannung kann THC bei Krampfschmerzen und spastischen Erkrankungen hilfreich sein.

CBD hingegen bindet nicht direkt an die CB1- oder CB2-Rezeptoren, sondern verstärkt die Wirkung der körpereigenen Cannabinoide und beeinflusst das Endocannabinoid-System indirekt. Es blockiert entzündungsfördernde Enzyme und moduliert Schmerzrezeptoren so, dass die Schmerzen gelindert werden. CBD hat besonders gute Ergebnisse bei der Behandlung von entzündungsbedingten Schmerzen, chronischen Schmerzen und Fibromyalgie gezeigt. Im Gegensatz zu THC verursacht CBD keine psychoaktiven Effekte. Das macht es zu einer gut verträglichen Option für viele, die unter Schmerzen leiden.

Das Endocannabinoid-System (siehe S. 43) spielt eine zentrale Rolle bei der Schmerzlinderung. Cannabis interagiert mit dessen Rezeptoren und kann die Produktion von körpereigenen Endocannabinoiden fördern. Dadurch wird die Schmerztoleranz verbessert. Cannabis hat sich bei verschiedenen Schmerzarten als wirksam erwiesen, darunter neuropathische Schmerzen, Krebsschmerzen, entzündliche Schmerzen und postoperative Schmerzen. Bei neuropathischen Schmerzen, beispielsweise bei Multipler Sklerose oder Diabetes, ist Cannabis besonders effektiv. Auch bei Krebsschmerzen kann es zur Linderung beitragen und die Lebensqualität verbessern. Bei entzündlichen Schmerzen, wie sie bei Arthritis auftreten, hilft Cannabis, die Entzündungen und damit verbundene Schmerzen zu reduzieren. Zudem kann Cannabis bei der postoperativen Schmerzkontrolle eine Rolle spielen und den Bedarf an Opioiden zur Schmerzbekämpfung senken.

Ein weiterer wichtiger Faktor für die Wirksamkeit von Cannabis bei der Schmerzlinderung ist der Entourage-Effekt (siehe S. 39). Dabei wirken verschiedene Cannabinoide und Terpene zusammen und verstärken die Wirkung. Beispielsweise haben Linalool und Myrcen sedierende (beruhigende) und muskelentspannende Eigenschaften, während Beta-Caryophyllen an CB2-Rezeptoren bindet und entzündungshemmend wirkt. Pinene und Limonen sind ebenfalls entzündungshemmend und heben die Stimmung.

Cannabis hat zudem Vorteile gegenüber herkömmlichen Schmerzmitteln. Insbesondere CBD hat keine süchtig machenden Eigenschaften, im Gegensatz zu Opioiden, die häufig bei chronischen Schmerzen verschrieben werden. Außerdem wird Cannabis von vielen in der Anwendung als sanftere Alternative empfunden, da es weniger schwere Nebenwirkungen wie Magenprobleme oder Nierenschäden verursacht, als sie bei NSAR (Nicht steroidalen Antirheumatika) häufig auftreten.

Insgesamt bietet Cannabis eine vielversprechende Alternative oder Ergänzung zur Behandlung von chronischen und akuten Schmerzen. Durch die Interaktion mit dem Endocannabinoid-System, insbesondere durch die Aktivierung der CB1- und CB2-Rezeptoren, trägt Cannabis zur Schmerzlinderung und Entzündungshemmung bei. Sowohl THC als auch CBD haben sich bei der Behandlung verschiedener Schmerzarten als wirksam erwiesen; der Entourage-Effekt verstärkt die Wirkung noch zusätzlich.

ERFAHRUNGSBERICHT

Meine zweite Chance – wie ich mit Cannabis wieder Hoffnung fand

»Mein Name ist Anna, ich bin 43 Jahre alt und habe früher als Physiotherapeutin gearbeitet. Ich liebte meinen Beruf – die Bewegung, die Möglichkeit, anderen zu helfen, und die Freude, jeden Tag aktiv zu sein. Doch vor drei Jahren hatte ich einen schweren Arbeitsunfall. Eine falsche Bewegung, ein stechender Schmerz, und seitdem hat sich mein Leben verändert. Die Diagnose lautete: Bandscheibenvorfall. Das bedeutete für mich den Verlust meines Berufs, meiner Unabhängigkeit und meiner Freude am Leben.

Die Jahre nach dem Unfall waren hart. Ich habe viele Therapien ausprobiert, unzählige Medikamente genommen, aber die Schmerzen blieben. Mein Körper fühlte sich fremd an, und die Nebenwirkungen der Schmerzmittel machten mich oft müde und abgeschlagen. Ich konnte kaum mehr etwas unternehmen und zog mich immer mehr zurück. Freunde und Familie waren für mich da, aber ich fühlte mich trotzdem allein. Dann hörte ich von einer Freundin von der Möglichkeit einer Cannabis-Therapie.

Ich hatte zunächst gemischte Gefühle. Cannabis? War das nicht ein letztes Mittel? Ich hatte viele Fragen und auch Ängste. Dennoch entschied ich mich, es zu versuchen. Ein neuer Weg, dachte ich, könnte auch eine neue Chance sein. Gemeinsam mit einem spezialisierten Berater und meinem Arzt begann ich die Therapieplanung. Schon die Anträge bei der Krankenkasse und das ganze bürokratische Drumherum waren eine Herausforderung, aber der Gedanke an mögliche Linderung gab mir die Kraft durchzuhalten. Als ich endlich die Genehmigung in der Hand hielt und mein Medikament nach Hause geschickt wurde, spürte ich eine seltsame Mischung aus Hoffnung und Zweifel. Was, wenn es nicht funktioniert? Was, wenn es am Ende nur eine weitere Enttäuschung wird? Doch ich hatte keine andere Wahl – die Schmerzen waren zu überwältigend, und ich wollte einfach nur ein Stück von meinem alten Leben zurück.

Die ersten Wochen waren ... sagen wir mal, durchwachsen. Die richtige Dosierung zu finden, war nicht leicht, und ich kämpfte mit einigen Nebenwirkungen: Ich fühlte mich benommen und hatte gelegentlich leichte Übelkeit. Mein Berater und mein Arzt halfen mir dabei, die Dosierung anzupassen, und ich begann, das Medikament langsamer zu steigern. Es war ein Prozess, bei dem ich Geduld lernen musste – etwas, das mir früher so schwer fiel. Nach etwa zwei Monaten merkte ich dann erste Veränderungen. Die Schmerzen waren nicht verschwunden, aber sie waren deutlich gedämpfter. Ich konnte wieder kleine Spaziergänge machen, ohne sofort erschöpft zu sein. Ich fühlte eine neue Energie in mir, eine Art Aufbruchsstimmung. Mein Mann sagte mir, dass ich wieder mehr lächele, und das gab mir Mut weiterzumachen.

Aber es war nicht alles so rosig, wie ich es mir vielleicht gewünscht hätte. Die Cannabis-Therapie bedeutet, dass ich meinen Alltag anders strukturieren muss. Ich muss die Dosierung genau einhalten, auf die Wirkzeiten achten und auf mögliche Nebenwirkungen vorbereitet sein. Manchmal wache ich morgens noch etwas benommen auf, und das macht es schwierig, spontane Entscheidungen zu treffen oder einfach mal unbeschwert den Tag zu genießen. Was mich besonders überrascht hat, ist das Stigma, das mit der Therapie verbunden ist. Wenn ich Freunden oder Bekannten von meiner Cannabis-Therapie erzähle, merke ich oft skeptische Blicke und kritische Fragen. Das tut weh, denn niemand sieht die Kämpfe, die ich jeden Tag führe, und den Mut, den es braucht, neue Wege zu gehen.

Heute, nach fast zwei Jahren mit der Cannabis-Therapie, kann ich sagen, dass es für mich ein Schritt in die richtige Richtung war. Die Schmerzen sind besser kontrollierbar, und ich habe wieder mehr Energie und Freude an kleinen Dingen. Es ist kein Wundermittel, aber es ist ein Weg, mir ein Stück meines Lebens zurückzuholen. Ich hoffe, dass meine Geschichte andere dazu ermutigt, alternative Therapien nicht sofort abzulehnen. Cannabis ist nicht die einfache Lösung für alle Probleme, und es erfordert viel Verantwortung und Durchhaltevermögen. Aber für mich hat es sich gelohnt, weil es mir Hoffnung gegeben hat, und das ist manchmal mehr wert als Schmerzfreiheit.«

Neurologische Erkrankungen

Cannabis wird zunehmend als mögliche Therapieoption für neurologische (die Nerven betreffende) Erkrankungen untersucht, da bestimmte Cannabinoide im Endocannabinoid-System des Körpers wirken und sowohl neuroprotektive als auch entzündungshemmende Eigenschaften besitzen. Im Folgenden werden einige neurologische Erkrankungen beschrieben, bei denen Cannabis potenziell helfen kann.

Bei **Multipler Sklerose** (MS) wird Cannabis häufig eingesetzt, um Symptome wie Muskelspastik, Schmerzen und Schlafstörungen zu lindern. Cannabinoide wie THC und CBD beeinflussen die CB1- und CB2-Rezeptoren im Nervensystem. Dadurch können Muskelkrämpfe und Nervenschmerzen reduziert werden. Die Wirkung zeigt sich durch eine Verringerung der Muskelsteifigkeit, eine Verbesserung der Beweglichkeit und der Schlafqualität sowie eine Linderung von Nervenschmerzen. Ein bekanntes Medikament ist Nabiximols (Sativex), ein orales Spray mit THC und CBD, das speziell zur Behandlung von Spastik bei Multipler Sklerose zugelassen ist.

Bei **Epilepsie** zeigt CBD eine besondere Wirksamkeit, speziell bei kindlichen Epilepsiesyndromen wie dem Dravet-Syndrom und dem Lennox-Gastaut-Syndrom. CBD wirkt antikonvulsiv, indem es die neuronale Überaktivität verringert. Es beeinflusst die Aktivität von Ionenkanälen und neurochemischen Botenstoffen und stabilisiert so die Nervenzellen. Das CBD-basierte Medikament Epidiolex ist in den USA und Europa zur Behandlung von sonst nicht behandelbaren Epilepsien zugelassen.

Bei der **Parkinson-Krankheit** kann Cannabis Symptome wie Tremor (Zittern), Muskelsteifigkeit und Schlafstörungen lindern. THC hat eine beruhigende Wirkung auf das Nervensystem, während CBD entzündungshemmende und neuroprotektive Eigenschaften besitzt. Erste Studienergebnisse deuten darauf hin, dass Cannabis die Lebensqualität von Menschen mit Parkinson-Krankheit verbessern kann, indem es Symptome wie Schlaflosigkeit und Angst mindert. Obwohl die Forschung noch andauert, zeigen aktuelle Ergebnisse vielversprechende Effekte bei der Reduzierung motorischer (die Bewegung betreffender) Symptome.

Bei der **Alzheimer-Krankheit** gibt es Hinweise darauf, dass Cannabinoide eine neuroprotektive Rolle spielen könnten. THC und CBD haben entzündungshemmende Eigenschaften und können die Amyloid-Beta-Plaques beeinflussen, die sich bei der Alzheimer-Krankheit im Gehirn ansammeln. Cannabis kann zudem Verhaltenssymptome wie Unruhe, Angst und Aggression reduzieren. In Tierversuchen wurden auch positive Effekte auf die Gedächtnisleistung beobachtet.

Migräne wird seit Langem mit Cannabis behandelt. Bestimmte Cannabinoide wirken entzündungshemmend und können die neurovaskulären (die Nerven und die Blutgefäße betreffenden) Schmerzen der Migräne lindern. THC und CBD können die Schmerzempfindlichkeit verringern und dazu beitragen, Migräneanfälle zu verkürzen oder ihnen vorzubeugen. Einige Betroffene berichten über eine Verbesserung der Migräne durch die regelmäßige Einnahme von Cannabis oder Cannabinoid-Extrakten.

Bei **Amyotropher Lateralsklerose** (ALS) wird Cannabis zur Linderung von Schmerzen, Muskelkrämpfen und Schlafstörungen eingesetzt. Cannabinoide wie CBD und THC können helfen, die Muskelsteifigkeit zu lindern und die allgemeine Lebensqualität zu verbessern. Betroffene berichten über Schmerzlinderung und eine Verbesserung des Schlafes. Derzeit laufen Studien zu den neuroprotektiven Effekten von Cannabinoiden bei ALS.

Cannabinoide wie THC und CBD zeigen somit Potenzial bei verschiedenen neurologischen Erkrankungen, insbesondere zur Linderung von Schmerzen, Spastik und Schlafstörungen. Cannabis-basierte Medikamente wie Sativex und Epidiolex sind bereits für bestimmte neurologische Erkrankungen zugelassen, während die Forschung für weitere Indikationen wie die Parkinson- und die Alzheimer-Krankheit noch fortgeführt wird.

Krebserkrankungen

Cannabis wird zunehmend als ergänzende Behandlung bei Krebserkrankungen und zur Linderung von chemotherapiebedingten Symptomen erforscht. Die Hauptsymptome, die Cannabis lindern kann, sind Übelkeit, Schmerzen, Appetitlosigkeit und Schlafprobleme. Cannabis dient bei der Behandlung von Krebserkrankungen zwar nicht als primäre Krebstherapie, zeigt aber vielversprechende Ergebnisse als begleitende Therapie zur Verbesserung der Lebensqualität von Krebspatienten und -patientinnen. Die verschiedenen Cannabinoide und Terpene in Cannabis interagieren mit dem Endocannabinoid-System, das eine zentrale Rolle bei der Regulation von Schmerzen, Übelkeit und Appetit spielt.

Cannabis kann tumorbedingte **Schmerzen lindern**. THC und CBD sind die wichtigsten Cannabinoide, die an die CB1- und CB2-Rezeptoren des Endocannabinoid-Systems binden und somit Schmerzsignale modulieren. THC wirkt insbesondere auf CB1-Rezeptoren im Gehirn und beeinflusst so die Schmerzwahrnehmung, während CBD durch seine entzündungshemmenden Eigenschaften zur Schmerzlinderung beiträgt.

Krebspatientinnen und -patienten leiden oft unter Appetitlosigkeit oder Kachexie, besonders während der Chemotherapie. THC kann den **Appetit anregen** und **Gewichtsverlust verhindern**, indem es auf den Hypothalamus im Gehirn wirkt, der das Hungerempfinden steuert.

Die Chemotherapie bringt häufig Nebenwirkungen wie Übelkeit, Erbrechen, Schmerzen, Schlaflosigkeit und neuropathische Schmerzen mit sich. Bei der **Linderung der chemotherapiebedingten Symptome** kann Cannabis einen wertvollen Beitrag leisten.

Cannabis ist bekannt für seine Wirksamkeit bei der **Behandlung von Übelkeit und Erbrechen**, die durch Chemotherapie verursacht werden. THC wirkt auf die CB1-Rezeptoren im Brechzentrum des Gehirns. Synthetische Formen von THC wie Nabilon und Dronabinol sind in einigen Ländern bereits als Medikamente gegen Übelkeit zugelassen, die durch die Chemotherapie hervorgerufen wird.

Neuropathischer Schmerz ist ein häufiges Symptom bei Krebspatientinnen und -patienten, beschrieben als brennend oder stechend. Cannabis kann diese **neuropathischen Schmerzen lindern**, da die Cannabinoide auf die Schmerzwahrnehmung im zentralen Nervensystem einwirken. CBD hat in Studien gezeigt, dass es Nervenentzündungen bekämpft und so Nervenschmerzen lindern kann.

Viele Krebspatienten leiden unter Schlafstörungen. THC und CBD haben **schlaffördernde Eigenschaften**: THC verkürzt die Einschlafzeit, während CBD einen erholsamen Schlaf fördert und Angst lindert, die oft mit Schlafproblemen einhergeht.

Die wichtigsten Cannabinoide und Terpene in Cannabis spielen eine bedeutende Rolle bei der Krebsbehandlung. Cannabinoide wie THC, CBD, Cannabinol, Cannabigerol u.a. wirken schmerzlindernd, entzündungshemmend und appetitanregend. Terpene wie Myrcen, Limonen, Linalool, Beta-Caryophyllen,

Pinene und Humulen haben beruhigende, entzündungshemmende, stimmungsaufhellende und schmerzlindernde Eigenschaften.

Cannabis kann somit eine wirksame ergänzende Behandlung für Menschen mit Krebs sein, um Schmerzen, Übelkeit, Appetitlosigkeit und Schlafstörungen zu lindern. THC und CBD sind dabei die zentralen Wirkstoffe, während Terpene den Entourage-Effekt verstärken und die Symptomlinderung verbessern. Die Verwendung von Cannabis als unterstützende Therapie sollte jedoch immer in Absprache mit einem Arzt oder einer Ärztin erfolgen, um individuelle Bedürfnisse und mögliche Nebenwirkungen zu berücksichtigen.

ERFAHRUNGSBERICHT *Hoffnung und Linderung im Alter – mein Weg mit der Cannabis-Therapie*

»Ich heiße Margarete und bin 74 Jahre alt. Das Leben hat mir viele schöne Momente geschenkt, eine liebevolle Familie, die Freude an meinen Enkelkindern und den Stolz, bis ins hohe Alter gesund geblieben zu sein. Doch vor einem Jahr änderte sich alles. Die Diagnose: Krebs. Lungenkrebs im fortgeschrittenen Stadium. Der Schock war groß, und ich fragte mich, wie viel Zeit mir wohl noch bleibt. Doch die Frage, die mich am meisten beschäftigte, war: Wie werde ich mit den Schmerzen leben können? Die Behandlungen, die Bestrahlungen und die Chemotherapie waren belastend. Die Schmerzen wurden stärker, und oft fühlte ich mich ausgelaugt und kraftlos. Essen wurde zur Qual, und die Nächte waren oft schlaflos. Meine Ärzte verschrieben mir Schmerzmittel, die die schlimmsten Schmerzen linderten, aber auch viele Nebenwirkungen mit sich brachten. Ich fühlte mich wie gefangen in meinem eigenen Körper und spürte, wie die Lebensqualität immer mehr schwand.

Inmitten dieser Verzweiflung erzählte mir meine Tochter eines Tages von der Möglichkeit einer Cannabis-Therapie. Sie hatte gelesen, dass es Patienten helfen kann, die unter chronischen Schmerzen und Übelkeit durch Krebsbehandlungen leiden. Anfangs war ich skeptisch. Cannabis? Das war doch etwas für junge Leute, dachte ich. Aber je mehr ich darüber erfuhr, desto mehr wuchs die Hoffnung, dass es vielleicht auch mir helfen könnte. Mit Unterstützung meiner Tochter und meinem Onkologen entschieden wir uns, die Therapie zu beantragen. Die Anträge und Genehmigungen waren ein bürokratischer Kraftakt, aber schließlich war es soweit. Als ich das Medikament in den Händen hielt, fühlte ich eine Mischung aus Hoffnung und Zweifel. Würde es wirklich helfen? Oder war es nur eine letzte verzweifelte Maßnahme?

Die ersten Wochen waren nicht einfach. Mein Körper musste sich an das neue Medikament gewöhnen. Anfangs spürte ich leichte Schwindelgefühle und einen trockenen Mund. Doch das war ein kleiner Preis, verglichen mit den Schmerzen, die ich sonst aushalten musste. Gemeinsam mit meinem Arzt passten wir die Dosierung an, und langsam begannen sich die ersten positiven Effekte zu zeigen. Die Schmerzen wurden erträglicher, und ich konnte endlich wieder besser schlafen. Für mich war das ein großer Segen, denn die Nächte waren oft am schlimmsten. Auch meine Appetitlosigkeit ließ nach – ich konnte wieder kleine Mahlzeiten genießen, und das brachte mir ein Stück Lebensfreude zurück. Meine Familie bemerkte die Veränderungen sofort. Sie sagten, ich wirke entspannter und etwas lebhafter. Es tat gut, diese kleinen Fortschritte zu spüren.

Doch die Therapie war nicht nur einfach. Ich musste lernen, auf meinen Körper zu hören und die Dosierung immer genau einzuhalten. Es verlangte viel Disziplin und Aufmerksamkeit, vor allem für jemanden in meinem Alter, der eigentlich lieber nichts mit komplizierten Medikamentenplänen zu tun haben möchte. Manchmal frage ich mich, ob der Aufwand sich lohnt, aber die Erleichterung, die ich dadurch spüre, gibt mir immer wieder neuen Mut. Ein weiteres Thema ist das Umfeld. Manchmal habe ich das Gefühl, dass einige Freunde und Bekannte meine Entscheidung nicht verstehen. Cannabis hat noch immer einen bestimmten Ruf, und als ältere Dame damit behandelt zu werden, sorgt bei manchen für Stirnrunzeln. Aber für mich zählt nur, dass ich dadurch ein Stück Lebensqualität zurückgewinnen kann – und dass ich weniger auf starke Schmerzmittel angewiesen bin, die mich nur müde und benommen machen.

Heute, ein halbes Jahr nach Beginn der Cannabis-Therapie, kann ich sagen, dass es mir geholfen hat, die letzten Monate mit mehr Würde und weniger Schmerzen zu erleben. Die Krankheit ist nicht verschwunden, und ich weiß, dass ich nicht mehr die Zeit habe, die ich mir vielleicht wünschen würde. Aber ich habe Momente der Ruhe, Nächte, in denen ich schlafen kann, und Mahlzeiten, die ich mit Genuss esse. Ich hoffe, dass meine Geschichte anderen Mut macht, neue Wege zu gehen und Alternativen in Betracht zu ziehen, auch wenn man dafür Vorurteile überwinden muss. Es geht darum, das Leben bis zuletzt so lebenswert wie möglich zu gestalten. Für mich hat Cannabis diese Möglichkeit geschaffen – und dafür bin ich unendlich dankbar.«

Psychiatrische und psychische Erkrankungen

Cannabis wird insbesondere wegen der darin enthaltenen Cannabinoide THC und CBD zunehmend als therapeutische Option bei verschiedenen psychiatrischen und psychischen Erkrankungen erforscht. Insgesamt zeigt Cannabis, insbesondere CBD, ein vielversprechendes Potenzial bei der Unterstützung der Behandlung verschiedener psychiatrischer und psychischer Erkrankungen. Während THC in niedrigen Dosen hilfreich sein kann, besteht bei höheren Dosen das Risiko einer Verschlimmerung der Symptome, insbesondere bei psychotischen Störungen. CBD hingegen zeigt anxiolytische (angstlindernde), antidepressive und neuroprotektive Wirkungen und wird als mögliche Ergänzung zu herkömmlichen Therapien eingesetzt.

Im Folgenden wird ein Überblick über den Einsatz von Cannabis bei einigen dieser Erkrankungen gegeben:

Cannabis, speziell CBD, zeigt vielversprechende Ergebnisse bei der Behandlung von **Angststörungen** wie sozialer Phobie, generalisierter Angststörung und Posttraumatischer Belastungsstörung (PTBS). CBD wirkt durch die Aktivierung von 5-HT1A-Serotoninrezeptoren, die eine Rolle bei der Regulierung von Angst und Stimmung spielen. Studien haben gezeigt, dass hohe Dosen von CBD bei Angststörungen helfen können, ohne die psychoaktiven Effekte von THC zu verursachen. THC kann in niedrigen Dosen ebenfalls angstlindernd wirken. Jedoch besteht bei höheren Dosen die Gefahr, dass es Angst verstärkt oder zu Paranoia führt. PTBS ist eine der Erkrankungen, bei denen Cannabis in den USA als medizinisches Mittel zugelassen ist. Sowohl CBD als auch THC werden eingesetzt, um die Wiedererinnerung von Traumata, Albträume und Schlafstörungen zu verringern. THC kann durch seine sedierenden Effekte helfen, hyperaktive Zustände und Schlafprobleme zu lindern, während CBD angstlindernd wirkt und die emotionale Verarbeitung unterstützt.

Extra: Wie Cannabis bei PTBS hilft

Cannabis und insbesondere seine Hauptbestandteile THC und CBD werden zunehmend als potenzielle Behandlungsoption für die Posttraumatische Belastungsstörung (PTBS) untersucht. PTBS ist eine schwerwiegende psychische Erkrankung, die durch traumatische Ereignisse ausgelöst wird und sich durch Flashbacks, Angstzustände, Schlafstörungen und Hypervigilanz (erhöhte Wachsamkeit) äußert. Konventionelle Behandlungen umfassen in der Regel Psychotherapie und Medikamente wie Antidepressiva, doch nicht alle Betroffenen sprechen darauf an. In diesem Fall kann Cannabis helfen.

Cannabis wirkt durch die Interaktion seiner Cannabinoide mit dem Endocannabinoid-System im Gehirn. THC bindet an CB1-Rezeptoren im Gehirn, die zentral für die Angstregulation und die Verarbeitung von Gedächtnisinhalten und Trauma sind. Durch diese Bindung kann THC die emotionale Reaktion auf traumatische Erinnerungen dämpfen, indem es die Verarbeitung im Hippokampus beeinflusst. Studien zeigen, dass niedrige THC-Dosen helfen können, Angstsymptome und Schlafstörungen zu lindern. Zudem kann THC die Häufigkeit und Intensität von Albträumen verringern. Das ist insbesondere bei Personen mit PTBS hilfreich, die unter wiederkehrenden Träumen leiden. CBD dagegen wirkt nicht direkt auf die CB1-Rezeptoren, sondern moduliert das Endocannabinoid-System indirekt und beeinflusst die Serotonin-Rezeptoren, die für die Angstregulation von Bedeutung sind. Es besitzt stark entzündungshemmende und neuroprotektive Eigenschaften. CBD kann Angst, Stress und Hypervigilanz reduzieren, ohne die psychoaktiven Effekte von THC auszulösen. Besonders vielversprechend ist CBD bei der Behandlung von PTBS-Symptomen wie Angstzuständen und sozialem Rückzug, da es das Erinnerungsmanagement positiv beeinflusst.

PTBS ist eng mit Angst und Stresssymptomen verbunden. Sowohl THC als auch CBD können diese Symptome effektiv reduzieren. THC hilft insbesondere bei akuten Stresssituationen, indem es eine beruhigende Wirkung entfaltet, während CBD die körperliche und emotionale Reaktion auf Stress mildert. Ein häufiges Symptom bei PTBS ist Schlaflosigkeit oder das Wiedererleben traumatischer Erinnerungen in Form von Albträumen. THC kann Albträume unterdrücken und die Schlafqualität verbessern, indem es die Schlafphase verkürzt, in der Träume am häufigsten auftreten. Studien zeigen, dass Nabilon, ein synthetisches (künstlich hergestelltes) Cannabinoid, das THC nachahmt, die Häufigkeit von Albträumen verringern kann, indem es die Verarbeitung von Erinnerungen im Schlaf beeinflusst. Dies macht es zu einer attraktiven Option für Menschen, die an chronischen Albträumen leiden.

Eine kanadische Studie zeigte, dass Menschen mit PTBS, die mit medizinischem Cannabis behandelt wurden, signifikante Verbesserungen bei Angst, Schlaf und Lebensqualität verzeichneten. Insbesondere CBD-reiche Präparate erwiesen sich als effektiv bei der Linderung von Angst und Schlaflosigkeit. Eine Studie aus den USA fand heraus, dass eine Kombination aus THC und CBD zu einer signifikanten Linderung der PTBS-Symptome führte, insbesondere von Albträumen und Hypervigilanz.

Obwohl Cannabis viele potenzielle Vorteile für die PTBS-Behandlung bietet, gibt es einige Herausforderungen: Während niedrige THC-Dosen hilfreich sein können, können höhere Dosen Angst und Paranoia sogar verschlimmern. Die richtige Balance zwischen THC und CBD ist entscheidend. Zudem besteht insbesondere bei hohen THC-Dosen das Risiko einer psychischen Abhängigkeit. Deshalb sollte die Anwendung sorgfältig überwacht werden.

Cannabis, insbesondere in Form von THC und CBD, bietet vielversprechende Möglichkeiten zur Behandlung von PTBS, insbesondere bei der Linderung von Angst, Schlafproblemen und Albträumen. CBD kann als nicht psychoaktive Alternative besonders vorteilhaft sein, während THC in niedrigen Dosen ebenfalls wirksam sein kann. Die richtige Dosierung und Mischung der Cannabinoide sind jedoch entscheidend, um optimale Ergebnisse zu erzielen und Nebenwirkungen zu minimieren.

CBD wird als potenzielles Mittel gegen **Depressionen** erforscht, da es neuroprotektive Eigenschaften hat und das Endocannabinoid-System moduliert. Studien deuten darauf hin, dass CBD das Wachstum neuer Nervenzellen unterstützt. Das könnte bei der Behandlung depressiver Störungen hilfreich sein. Ein Vorteil von CBD ist, dass es keine psychoaktiven Effekte hat, im Gegensatz zu THC, das in höheren Dosen möglicherweise depressive Stimmungen verstärken kann.

Die Verwendung von Cannabis bei **Schizophrenie** ist umstritten. THC kann die psychotischen Symptome verschlimmern, und der langfristige Konsum von THC-haltigem Cannabis wird mit einem erhöhten Risiko für psychotische Episoden in Verbindung gebracht. Dagegen zeigt CBD vielversprechende Ergebnisse bei der Behandlung von Schizophrenie. CBD besitzt antipsychotische Eigenschaften. Studien haben gezeigt, dass es eine ähnliche Wirksamkeit wie herkömmliche Antipsychotika hat, jedoch ohne die starken Nebenwirkungen wie Gewichtszunahme oder Bewegungsstörungen. CBD kann zudem helfen, die negativen und kognitiven Symptome der Schizophrenie zu lindern, ohne den Zustand zu verschlechtern.

Die Verwendung von Cannabis bei der **bipolaren Störung** ist noch nicht ausreichend erforscht und zeigt gemischte Ergebnisse. Einige Studien legen nahe, dass THC die Symptome einer bipolaren Störung verschlechtern kann, während CBD möglicherweise stabilisierend auf die Stimmung wirkt. Die Studienlage ist jedoch begrenzt, und einige Fallberichte deuten darauf hin, dass CBD bei Personen mit bipolaren Störungen helfen könnte, insbesondere wenn herkömmliche Medikamente nicht vertragen werden oder zusätzliche Unterstützung benötigt wird.

Viele Menschen mit psychischen Erkrankungen wie Angst oder Depression leiden auch unter **Schlafstörungen**. THC wirkt als Sedativum, begünstigt Schläfrigkeit und fördert den Schlaf, während CBD den Schlafzyklus regulieren kann, ohne tagsüber Schläfrigkeit zu verursachen.

Autoimmunerkrankungen und entzündliche Erkrankungen

Cannabis und seine Inhaltsstoffe, insbesondere die Cannabinoide THC und CBD, werden zunehmend in der Behandlung von Autoimmunerkrankungen und entzündlichen Erkrankungen eingesetzt. Dies liegt an ihren entzündungshemmenden und das Immunsystem dämpfenden Eigenschaften, die über das Endocannabinoid-System wirken.

Autoimmunerkrankungen entstehen, wenn das Immunsystem fälschlicherweise körpereigene Zellen und Gewebe angreift, wie bei Multipler Sklerose, Rheumatoider Arthritis und Lupus. Die Behandlung zielt darauf ab, die überaktive Immunreaktion zu unterdrücken und Entzündungen zu reduzieren. THC bindet an die CB1- und CB2-Rezeptoren im Endocannabinoid-System. Die Aktivierung des CB2-Rezeptors auf Immunzellen hat eine **immunsuppressive Wirkung** und verringert die Ausschüttung entzündungsfördernder Moleküle wie Zytokine. Dadurch kann THC Schmerzen, Muskelspastik und Entzündungen bei Erkrankungen wie Rheumatoider Arthritis und Multipler Sklerose lindern. Zudem hat es neuroprotektive Eigenschaften, die vor weiteren Schäden an den Nerven durch Entzündungen schützen. CBD wirkt entzündungshemmend, indem es die Bildung der die Entzündung fördernden Zytokine hemmt und den Abbau des körpereigenen Cannabinoids Anandamid beeinflusst. Anandamid ist an der Schmerz- und Entzündungsregulation beteiligt. CBD zeigt vielversprechende Ergebnisse bei der Behandlung von entzündlichen Darmerkrankungen wie Morbus Crohn und Colitis ulcerosa, indem es die Darmimmunantwort moduliert und Entzündungen im Darm reduziert. Es wird auch bei der Behandlung von Schuppenflechte (Psoriasis) erforscht, einer Autoimmunerkrankung, die entzündliche Hautveränderungen verursacht.

Entzündliche Erkrankungen wie Arthritis, Asthma und entzündliche Darmerkrankungen sind durch chronische Entzündungen gekennzeichnet, die das Gewebe schädigen und Schmerzen verursachen. Cannabis kann auf die Entzündungsmechanismen im Körper einwirken und so Linderung verschaffen. THC hat eine starke **schmerzlindernde Wirkung** durch die Aktivierung von CB1-Rezeptoren im zentralen Nervensystem. Es mindert die Schmerzwahrnehmung und fördert die Entspannung der Muskeln. Bei Erkrankungen wie Arthritis kann THC die Gelenkschmerzen deutlich lindern und die Beweglichkeit verbessern. Darüber hinaus besitzt es eine direkte entzündungshemmende Wirkung durch die Aktivierung von CB2-Rezeptoren im Immunsystem.

CBD wirkt als **entzündungshemmendes Mittel**, indem es die Bildung von entzündungsfördernden Molekülen wie Interleukin-6 und Tumornekrosefaktor-alpha hemmt. Studien zeigen, dass CBD Entzündungen und oxidative Schäden bei Arthritis reduzieren und bei Asthma die Atemwege beruhigen kann, indem es die Entzündungsreaktion der Bronchien hemmt.

Ein wichtiger Aspekt der Wirkung von Cannabis bei Autoimmun- und entzündlichen Erkrankungen ist der Entourage-Effekt. Dies bedeutet, dass die Kombination von Cannabinoiden mit Terpenen die therapeutische Wirkung verstärkt. Beispielsweise bindet Beta-Caryophyllen direkt an den CB2-Rezeptor und verstärkt die entzündungshemmende Wirkung von CBD. Der Entourage-Effekt verbessert die Gesamtwirkung der Therapie, indem die verschiedenen Verbindungen im Cannabis synergistisch zusammenwirken.

Glaukom

Cannabis hat seit den 1970er-Jahren großes Interesse als mögliche Behandlung für das Glaukom (»Grüner Star«) geweckt, eine Erkrankung, die durch erhöhten Augeninnendruck (Intraokulardruck) das Sehvermögen schädigen kann. Die Eignung von Cannabis für die Glaukombehandlung basiert auf der Fähigkeit von Cannabinoiden, den Augeninnendruck zu senken – ein Hauptziel der Glaukomtherapie. Cannabinoide wie THC und CBD beeinflussen das Endocannabinoid-System, das in vielen Körperbereichen einschließlich des Auges aktiv ist.

Die CB1-Rezeptoren im Auge können durch **THC** aktiviert werden, mit der Folge einer kurzfristigen Senkung des Augeninnendrucks. Studien zeigen, dass THC den Augeninnendruck um etwa 25 bis dreißig Prozent senken kann, eine Wirkung, die für drei bis vier Stunden anhält. Diese Drucksenkung könnte helfen, den Schaden am Sehnerv zu verringern, der durch erhöhten Augeninnendruck verursacht wird. Obwohl THC also den Augeninnendruck senken kann, ist diese Wirkung nur von kurzer Dauer. Menschen mit Glaukom müssten das Medikament häufig einnehmen, um eine langfristige Wirkung zu erzielen. Aufgrund der psychoaktiven Effekte von THC wie Benommenheit, Schwindel, Verwirrung und kognitiver Beeinträchtigungen ist eine langfristige Anwendung jedoch nicht praktikabel. Besonders für Ältere, die häufiger von Glaukom betroffen sind, stellen diese Nebenwirkungen ein großes Hindernis dar.

Im Gegensatz zu THC scheint **CBD** den Augeninnendruck nicht zu senken. In einigen Fällen kann CBD den Druck sogar leicht erhöhen, was die therapeutische Anwendung bei Glaukom erschwert. Daher konzentriert sich die Forschung mehr auf THC als auf CBD, wenn es um die Glaukombehandlung geht. Forscher untersuchen die Möglichkeit, nicht psychoaktive Cannabinoide oder synthetische Cannabinoide zu entwickeln, die den Augeninnendruck senken können, ohne die kognitiven Effekte von THC. Zudem wird erforscht, ob lokal begrenzt wirkende Cannabinoid-Augentropfen entwickelt werden könnten, die direkt auf das Auge wirken, um den Druck zu senken, ohne die den ganzen Körper in Mitleidenschaft ziehenden Nebenwirkungen von über den Mund aufgenommenem oder inhaliertem (eingeatmetem) THC.

Zusammenfassend kann gesagt werden, dass Cannabis zwar eine Rolle bei der Senkung des Augeninnendrucks spielen könnte, aber die kurzfristige Wirkung und die Nebenwirkungen von THC nach wie vor Hindernisse für die allgemeine Nutzung in der Glaukombehandlung darstellen. Die Forschung konzentriert sich jedoch darauf, bessere Cannabinoid-basierte Therapien zu entwickeln, die möglicherweise als ergänzende Behandlung eingesetzt werden könnten.

Appetitlosigkeit und Kachexie

Cannabis hat sich als vielversprechendes Mittel zur Behandlung von Appetitlosigkeit und Kachexie (extremer Gewichtsverlust) bei Menschen mit schweren Krankheiten wie Krebs und HIV-Infektion bzw. AIDS erwiesen. Das psychoaktive Haupt-Cannabinoid in Cannabis, THC, spielt dabei eine zentrale Rolle bei der Appetitanregung. In Kombination mit CBD zeigen sich ebenfalls positive Effekte.

Appetitlosigkeit ist ein häufiges Symptom bei Krebspatienten und -patientinnen oder Menschen mit chronischen Krankheiten. THC wirkt direkt auf das Endocannabinoid-System des Körpers, insbesondere durch die Aktivierung von CB1-Rezeptoren im Gehirn, die das Hungergefühl und die Nahrungsaufnahme steuern. Es aktiviert die CB1-Rezeptoren im Hypothalamus, einem Bereich des Gehirns, der das Hunger- und Sättigungsgefühl reguliert. Dadurch wird das Hungergefühl gesteigert, und der Appetit wird angeregt. Zudem wirkt THC auf die Nervenbahnen, die mit dem Lust- und Belohnungssystem des Gehirns verbunden sind. Dadurch werden die Freude am Essen und das Verlangen nach Nahrung verstärkt. Studien zeigen, dass THC-basierte Medikamente wie Dronabinol (ein synthetisches THC-Präparat) den Appetit bei Menschen mit Krebs oder HIV-Infektion bzw. AIDS signifikant steigern und zur Gewichtszunahme beitragen können. Eine Metaanalyse von THC-basierten Behandlungen ergab, dass Personen, die Cannabis erhielten, im Vergleich zu einer Kontrollgruppe eine deutliche Verbesserung des Appetits und der Nahrungsaufnahme zeigten.

Kachexie ist ein Syndrom, das durch einen massiven Verlust von Körpergewicht, Fettgewebe und Muskelmasse gekennzeichnet ist. Es tritt häufig bei fortgeschrittenen Erkrankungen wie Krebs und HIV-Infektion bzw. AIDS auf und wird oft durch Appetitlosigkeit, Entzündungen und einen erhöhten Stoffwechsel verschlimmert. THC stimuliert den Appetit und fördert eine höhere Kalorienaufnahme, was für Menschen mit Kachexie entscheidend ist. Es aktiviert den Hypothalamus, der zur Nahrungsaufnahme anregt, und reduziert gleichzeitig Entzündungsreaktionen im Körper, die mit Muskel- und Gewichtsverlust einhergehen. CBD wirkt ergänzend durch seine entzündungshemmenden Eigenschaften und kann den Muskelabbau verlangsamen und somit den Verlust von Muskelmasse bei Kachexie verringern. In einer Studie mit Krebspatienten und -patientinnen zeigten THC-haltige Präparate signifikante Verbesserungen hinsichtlich der Gewichtszunahme und der Lebensqualität. Die Untersuchten berichteten über eine Zunahme des Appetits und eine allgemeine Verbesserung ihres Wohlbefindens. Bei Menschen mit HIV-Infektion bzw. AIDS konnten Cannabinoide wie THC erfolgreich eingesetzt werden, um den krankheitsbedingten Muskelabbau umzukehren und eine signifikante Zunahme an Körpermasse zu bewirken.

Es gibt bereits einige Medikamente auf Cannabinoid-Basis, die speziell zur Behandlung von Appetitlosigkeit und Kachexie eingesetzt werden:

- **Dronabinol** (synthetisches THC) wird zur Steigerung des Appetits bei Menschen mit Krebs oder mit HIV-Infektion bzw. AIDS verwendet und ist in den USA für diese Indikationen zugelassen.
- **Nabilon** ist ein weiteres synthetisches Cannabinoid, das zur Behandlung von Appetitlosigkeit eingesetzt wird.
- **Nabiximols** (Sativex) ist ein Spray, das THC und CBD enthält und in einigen Ländern zur Behandlung von Krebsschmerzen und neuropathischen Schmerzen zugelassen ist. Es zeigt ebenfalls appetitanregende Effekte.

Cannabis hat somit eine vielversprechende Rolle bei der Behandlung von Appetitlosigkeit und Kachexie. THC wirkt dabei stark appetitanregend, indem es das Endocannabinoid-System aktiviert. Das macht Cannabis zu einer wertvollen Therapieoption für Personen mit fortgeschrittenen Krankheiten wie Krebs und HIV-Infektion bzw. AIDS, die mit Appetitverlust und extremem Gewichtsverlust zu kämpfen haben. CBD ergänzt die Wirkung von THC durch seine entzündungshemmenden und muskelschützenden Eigenschaften und unterstützt so die langfristige Behandlung von Kachexie.

Palliativmedizin

Cannabis gewinnt in der Palliativmedizin zunehmend an Bedeutung, insbesondere bei der Behandlung von Menschen mit schweren und unheilbaren Krankheiten wie Krebs, chronischen Schmerzen, neurologischen Erkrankungen und HIV-Infektion bzw. AIDS. Der Einsatz von Cannabis zielt in diesem Bereich darauf ab, die Lebensqualität der Betroffenen zu verbessern, Symptome zu lindern und den Leidensdruck zu verringern, vor allem dann, wenn herkömmliche Therapien versagen oder nicht ausreichen.

Ein zentrales Ziel der Palliativmedizin ist die effektive **Kontrolle von Schmerzen**, und Cannabis hat sich dabei als nützliche Alternative oder Ergänzung zu Opioiden erwiesen. Cannabinoide wie THC und CBD wirken auf das Endocannabinoid-System, das eine wichtige Rolle bei der Schmerzwahrnehmung spielt. THC bindet an CB1-Rezeptoren im zentralen Nervensystem und hemmt so die Übertragung von Schmerzsignalen. CBD wiederum besitzt entzündungshemmende und neuroprotektive Eigenschaften, ohne dabei psychoaktive Effekte zu verursachen. Studien zeigen, dass Cannabis Schmerzen bei Krebs, neuropathischen Schmerzen und anderen chronischen Erkrankungen wirksam lindern kann. Zudem kann es die erforderliche Dosis von Opioiden senken. Das verringert das Risiko einer Abhängigkeit und von Nebenwirkungen wie Abflachung der Atmung.

Menschen in der Palliativmedizin, insbesondere Krebspatienten und -patientinnen, leiden häufig unter Übelkeit **und Erbrechen** als Folge von Chemotherapie oder anderen Behandlungen. Cannabis, insbesondere THC, ist seit Langem für seine Wirksamkeit gegen Erbrechen bekannt. THC interagiert mit CB1-Rezeptoren im Hirnstamm, die an der Steuerung von Übelkeit und Erbrechen beteiligt sind, und kann so diese Symptome lindern. Cannabinoid-basierte Medikamente wie Nabilon und Dronabinol werden daher häufig eingesetzt, um durch Chemotherapie hervorgerufene Übelkeit und Erbrechen zu behandeln, besonders, wenn herkömmliche Medikamente wie Serotonin-Antagonisten nicht ausreichend wirken.

Appetitverlust oder Kachexie sind große Probleme in der Palliativmedizin, insbesondere bei Menschen mit fortgeschrittenem Krebs oder AIDS. Cannabis, vor allem THC, ist für seine **appetitanregenden Eigenschaften** bekannt. THC wirkt auf die CB1-Rezeptoren im Hypothalamus, einem Bereich des Gehirns, der die Nahrungsaufnahme reguliert. Dadurch wird Hunger ausgelöst, was zu einer Gewichtszunahme führen kann – ein entscheidender Faktor für Personen, die durch Krankheit oder Therapie stark an Gewicht verlieren. Studien belegen, dass Cannabis den Appetit und die Nahrungsaufnahme verbessert. Dies wiederum führt zu einer besseren körperlichen Verfassung und einer höheren Lebensqualität.

Viele Patientinnen und Patienten in der Palliativpflege leiden unter **Angst und Schlafproblemen**, die durch die Krankheit selbst oder durch Nebenwirkungen der Behandlungen verursacht werden. Sowohl CBD als auch THC können bei der Linderung dieser Symptome helfen. CBD wirkt angstlindernd, indem es auf die Serotonin-Rezeptoren einwirkt, und kann so effektiv gegen Angstzustände helfen, ohne die psychoaktiven Effekte von THC auszulösen. THC kann ebenfalls entspannend wirken und den Schlaf verbessern, insbesondere bei Personen, die aufgrund von Schmerzen oder Angst nicht schlafen können. Es wird häufig zur Behandlung von Schlaflosigkeit aufgrund von chronischen Schmerzen eingesetzt.

Zwar hat THC psychoaktive Effekte, die in der Palliativmedizin durchaus von Vorteil sein können (z. B. bei der Linderung von Stress oder der Anregung von Euphorie bei schwerer Depression). Dennoch muss es mit Vorsicht eingesetzt werden: Es besteht die Gefahr von Verwirrung, Paranoia oder Halluzinationen, insbesondere bei Älteren oder bei Personen mit neurologischen Erkrankungen.

Cannabis bietet in der Palliativmedizin vielfältige Möglichkeiten zur Linderung von Symptomen, insbesondere bei Schmerzen, Übelkeit, Appetitverlust, Schlafstörungen und Angst. Es stellt eine wertvolle Alternative oder Ergänzung zu herkömmlichen Medikamenten dar und kann die Lebensqualität der Betroffenen in den meisten Fällen verbessern. Die Kombination von THC und CBD ermöglicht es, die positiven Wirkungen von Cannabis zu nutzen und gleichzeitig die negativen Effekte zu minimieren.

FALLBEISPIEL *Cannabis in der Palliativmedizin*

Herr Jürgen (Name fiktiv), 42 Jahre alt, leidet an einem fortgeschrittenen Glioblastom, einem aggressiven Gehirntumor. Trotz Operation, Bestrahlung und Chemotherapie ist der Tumor weiter gewachsen, und die Erkrankung ist nicht mehr heilbar. Herr Jürgen ist mittlerweile Palliativpatient, und die Behandlung konzentriert sich auf die Linderung von Symptomen und die Verbesserung seiner Lebensqualität. Seit einigen Monaten leidet Herr Jürgen unter einer Vielzahl belastender Symptome, darunter starke Kopfschmerzen, Übelkeit, Appetitlosigkeit und Schlafprobleme. Die Schmerzen sind vor allem im Kopfbereich stark ausgeprägt und werden durch konventionelle Schmerzmittel nur teilweise gelindert. Zusätzlich hat er aufgrund der Tumorbehandlung an Gewicht verloren und kämpft mit Appetitlosigkeit und Übelkeit. Die belastenden Symptome führen zu einer starken Einschränkung seiner Lebensqualität und machen alltägliche Aktivitäten für ihn zunehmend schwer.

Herr Jürgen befindet sich in ambulanter palliativmedizinischer Betreuung. Sein behandelnder Palliativarzt bespricht mit ihm regelmäßig seine Beschwerden und überprüft die Medikamente, die er aktuell bekommt. Aufgrund der fortgeschrittenen Erkrankung und der fehlenden Wirksamkeit konventioneller Therapien erwägt der Arzt nun eine Therapie mit medizinischem Cannabis, um die Symptome besser in den Griff zu bekommen und die Lebensqualität von Herrn Jürgen zu verbessern.

Da Herr Jürgen Palliativpatient ist, kann der Arzt direkt medizinisches Cannabis verschreiben, ohne einen Kostenübernahmeantrag bei der Krankenkasse stellen zu müssen. In der Palliativversorgung gilt ein vereinfachter Zugang zu Cannabis als Medizin, da es vor allem darum geht, akute Symptome zu lindern und die verbleibende Lebenszeit für den Betroffenen so angenehm wie möglich zu gestalten. Der Arzt erklärt Herrn Jürgen die möglichen Vorteile einer Therapie mit Cannabis, insbesondere zur Schmerzlinderung, zur Förderung des Appetits und zur Verbesserung des Schlafes. Nach einem ausführlichen Gespräch über mögliche Wirkungen und Nebenwirkungen entscheidet sich Herr Jürgen, die Therapie auszuprobieren. Der Arzt verschreibt drei Vollspektrum-Extrakte mit einer ausgewogenen THC- und CBD-Konzentration, die für die Linderung von Schmerzen und für ihre appetitanregende Wirkung bekannt ist. Aufgrund der umfassenden Symptome und der palliativmedizinischen Situation wählt der Arzt eine niedrige Anfangsdosis, die je nach Verträglichkeit und Wirksamkeit schrittweise erhöht werden kann.

Herr Jürgen beginnt die Therapie mit einer abendlichen Einnahme des Öles, um den Schlaf zu verbessern und nächtliche Schmerzen zu mindern. Zusätzlich erhält er eine kleinere Tagesdosis für morgens und tagsüber, um den Appetit anzuregen und die Übelkeit zu lindern. Nach einigen Tagen der Einnahme berichtet Herr Jürgen von einer deutlichen Linderung der Kopfschmerzen und einer verbesserten Schlafqualität. Er fühlt sich insgesamt entspannter und kann die Nächte wieder durchschlafen. Das verbessert auch seine Energie und sein Wohlbefinden tagsüber. Zudem stellt sich eine leichte Verbesserung des Appetits ein, sodass er wieder in der Lage ist, regelmäßig zu essen und sein Gewicht zu stabilisieren. Durch die Kombination von THC und CBD in den Vollspektrum-Extrakten wirkt das Cannabis-Öl nicht nur schmerzlindernd, sondern auch entzündungshemmend und beruhigend. Dies wirkt sich positiv auf Herrn Jürgens allgemeine Verfassung aus. Die Übelkeit, die ihn zuvor oft geplagt hat, lässt nach, und er fühlt sich weniger belastet durch die Krankheitssymptome.

Formen der Einnahme und Dosierung

Verschiedene Darreichungsformen

In Deutschland gibt es mehrere Darreichungsformen für Cannabis-haltige Präparate, die in Apotheken hergestellt und abgegeben werden dürfen. Diese Formen unterscheiden sich je nach ärztlicher Verordnung und den spezifischen Bedürfnissen des Patienten oder der Patientin.

Öle, Tinkturen, Tropfen und Sprays

Öle, Tinkturen, Tropfen und Sprays sind gängige Darreichungsformen für medizinisches Cannabis, die eine flexible und oftmals diskrete Einnahme ermöglichen.

Cannabis-Öle sind eine der am häufigsten verwendeten Darreichungsformen. Sie bestehen aus Cannabinoiden wie THC und/oder CBD, die in einem Trägeröl gelöst sind, beispielsweise Sesamöl oder MCT-Öl. Das Öl wird in der Regel oral (über den Mund) eingenommen, indem es unter die Zunge geträufelt (sublinguale Einnahme) oder direkt geschluckt wird. Der Vorteil der Öle liegt in der einfachen Dosierung. Sie kommen oft mit einer Pipette oder einer Dosierpumpe, die eine genaue Dosierung ermöglicht. Das ist besonders geeignet für Patientinnen und Patienten, die mit einer niedrigen Dosis beginnen und diese schrittweise erhöhen möchten. Ein weiterer Pluspunkt ist die diskrete Anwendung, da das Öl leicht und unauffällig eingenommen werden kann – ideal für Menschen, die auch in der Öffentlichkeit oder im beruflichen Umfeld ihre Therapie fortführen möchten. Zudem hält die Wirkung bei sublingualer Einnahme mehrere Stunden an, während sie bei oraler Einnahme durch Schlucken etwas länger benötigt, bis sie einsetzt (dreißig bis neunzig Minuten). Dann aber kann sie bis zu acht Stunden oder länger wirken.

Cannabis-Extrakte ähneln in ihrer Zusammensetzung den Ölen, sind jedoch oft höher konzentriert und dadurch in kleineren Mengen wirksam. Sie werden meist sublingual angewendet, indem sie unter die Zunge geträufelt werden. Die sublinguale Aufnahme sorgt für einen schnellen Wirkungseintritt, vergleichbar mit dem von Ölen und Tinkturen. Aufgrund der höheren Konzentration sind Tropfen besonders in fortgeschritteneren Behandlungsstadien geeignet, in denen höhere Dosen benötigt werden. Die genaue Dosierung und die Kontrolle der Einnahme sind jedoch besonders wichtig, um Überdosierungen zu vermeiden. Denn aufgrund der höheren Konzentration können auch mögliche Nebenwirkungen wie Schwindel, Übelkeit oder psychoaktive Effekte verstärkt auftreten. Zudem haben Öle und Extrakte oft einen intensiven, grasigen Geschmack, der für manche unangenehm sein kann. Zudem kann die richtige Dosierung eine Herausforderung sein, da die Wirkung individuell unterschiedlich ist und von der Aufnahme im Körper abhängt. Nebenwirkungen wie Mundtrockenheit, Schwindel, Übelkeit oder Benommenheit sind möglich, besonders bei THC-haltigen Ölen, die psychoaktive Effekte verursachen können.

Cannabis-Tinkturen sind alkoholbasierte Extrakte, bei denen die Cannabinoide in hochprozentigem Alkohol gelöst werden. Sie werden in kleinen Fläschchen mit einem Tropfer angeboten und ebenfalls sublingual eingenommen. Ein Vorteil der Tinkturen ist die schnelle Absorption, da sie wie Cannabis-Öle bei sublingualer Einnahme schnell in den Blutkreislauf gelangen und so einen rascheren Wirkungseintritt ermöglichen (innerhalb von fünfzehn bis dreißig Minuten). Aufgrund des Alkohols sind sie sehr stabil und können lange gelagert werden, ohne an Qualität zu verlieren. Wie bei den Ölen erlaubt die Tropfenform eine präzise Dosierung. Das ist bei der Einstellung der individuell benötigten Dosis besonders wichtig. Allerdings kann der Alkoholgehalt für einige Menschen problematisch sein und zu Irritationen der Mundschleimhaut führen. Auch der Geschmack ist oft sehr intensiv und bitter. Zudem können Nebenwirkungen wie Mundtrockenheit, Schwindel oder psychoaktive Effekte auftreten, besonders bei hohen THC-Anteilen.

Cannabis-Sprays sind eine weitere sublinguale Verabreichungsmethode, bei der die Cannabinoide in einer Lösung vorliegen und über einen Sprühmechanismus unter die Zunge gesprüht werden. Sprays sind besonders einfach zu dosieren und eignen sich gut für alle, die Schwierigkeiten mit Tropfen oder Ölen haben. Jeder Sprühstoß gibt eine festgelegte Menge an Cannabinoiden ab, was die Dosierung vereinfacht. Sprays sind zudem kompakt und leicht anzuwenden. Das macht sie zu einer praktischen Option für unterwegs. Die Aufnahme über die Mundschleimhaut ermöglicht auch bei Sprays einen schnellen Wirkungseintritt innerhalb von fünfzehn bis dreißig Minuten. Dennoch kann der Geschmack des Cannabis-Sprays für einige Menschen unangenehm sein. Obwohl Sprays eine vordefinierte Menge abgeben, kann es für Patienten und Patientinnen schwierig sein, die Menge an Wirkstoff präzise zu kontrollieren, besonders, wenn sie eine sehr geringe oder sehr hohe Dosis benötigen. Abhängig von der Zusammensetzung des Sprays (ob THC- oder CBD-Gehalt) können typische Nebenwirkungen auftreten.

Die Entscheidung für die passende Form der Einnahme hängt von vielen Faktoren ab, darunter der individuellen Verträglichkeit, dem gewünschten Wirkungseintritt und der Dauer der Wirkung. Für viele sind Öle und Tinkturen eine gute Einstiegsmöglichkeit, da sie eine flexible Dosierung ermöglichen. Sprays können aufgrund ihrer einfachen Handhabung eine gute Alternative für unterwegs sein.

MEIN TIPP: **Ein wichtiger Aspekt bei der Anwendung dieser Produkte ist die sorgfältige Anpassung der Dosierung. Sie sollten sich dessen bewusst sein, dass es Zeit und Geduld erfordert, um die richtige Dosis zu finden, und dass die Nebenwirkungen von der Art der Cannabinoide, der Dosierung und der individuellen Reaktion Ihres Körpers abhängen. Deshalb sind eine enge Begleitung durch einen Facharzt oder eine Fachärztin und eine kontinuierliche Anpassung der Therapie essenziell.**

Cannabis-Blüten

Cannabis-Blüten sind eine der traditionellsten Formen, in denen medizinisches Cannabis verwendet wird. Sie enthalten die natürlichen Cannabinoide wie THC und CBD sowie eine Vielzahl an Terpenen und Flavonoiden, die durch den Entourage-Effekt gemeinsam wirken und die therapeutische Wirkung verstärken können.

Die Inhalation von Cannabis-Blüten ist die schnellste Methode, um die Effekte des Cannabis zu spüren. Die Inhalation sorgt dafür, dass die Wirkstoffe direkt über die Lungen in den Blutkreislauf gelangen. Dies ermöglicht einen schnellen Wirkungseintritt oft innerhalb von wenigen Minuten. Das macht die Inhalation von Cannabis-Blüten besonders geeignet für Personen, die eine rasche Linderung von akuten Beschwerden benötigen, wie bei starken Schmerzen, Übelkeit, Muskelspasmen oder Migräneanfällen.

Der **Vaporizer** ist eine beliebte und medizinisch empfohlene Methode zur Inhalation von Cannabis-Blüten. Beim Verdampfen werden die Blüten in einem speziellen Gerät, dem Vaporizer, auf eine bestimmte Temperatur erhitzt, ohne sie zu verbrennen. Dadurch verdampfen die Cannabinoide und Terpene, ohne dass gesundheitsschädlicher Rauch entsteht. Der entstehende Dampf wird dann inhaliert, und die Wirkstoffe gelangen direkt in den Blutkreislauf. Der Vorteil des Vaporizers ist, dass er eine schonendere und effizientere Methode darstellt, die Wirkstoffe aus den Blüten zu extrahieren. Im Gegensatz zum Rauchen entstehen beim Verdampfen keine giftigen Verbrennungsprodukte wie Teer oder Kohlenmonoxid, die die Lunge belasten könnten. Zudem ermöglicht der Vaporizer eine präzise Temperaturkontrolle. Das ist entscheidend, da verschiedene Cannabinoide und Terpene bei unterschiedlichen Temperaturen verdampfen. Eine ideale Verdampfungstemperatur liegt zwischen 180 und 210 Grad Celsius. Bei niedrigeren Temperaturen (um 180 bis 190 Grad Celsius) verdampfen vor allem die leichteren Cannabinoide und Terpene, was eine eher sanfte Wirkung ermöglicht. Höhere Temperaturen (um 200 bis 210 Grad Celsius) setzen Terpene wie Linalool, Beta-Caryophyllen oder auch Terpineol frei, was zu einer beruhigenden, sedierenden Wirkung führt. Die individuelle Temperaturwahl hängt also vom jeweiligen therapeutischen Ziel ab.

Das Rauchen von Cannabis-Blüten, sei es in Form einer **selbstgedrehten Zigarette (Joint)** oder einer **Pfeife**, ist die traditionelle Methode des Konsums. Der Vorteil dieser Methode ist die schnelle und unkomplizierte Anwendung. Da beim Rauchen jedoch die Blüten verbrannt werden, entstehen neben den gewünschten Cannabinoiden auch schädliche Stoffe wie Teer und Kohlenmonoxid. Diese Verbrennungsprodukte können die Atemwege und Lungen belasten und bergen langfristig gesundheitliche Risiken. Aus diesem Grund wird das Rauchen von Cannabis-Blüten in der medizinischen Anwendung nur sehr selten verordnet.

MEIN TIPP: **Für die medizinische Anwendung ist es besonders wichtig, auf die Qualität der Cannabis-Blüten zu achten. Medizinisches Cannabis wird in speziellen Anlagen unter kontrollierten Bedingungen angebaut, um eine gleichbleibende Qualität zu gewährleisten. Dabei werden die Blüten auf ihren THC- und CBD-Gehalt sowie auf mögliche Verunreinigungen überprüft (z. B. Pestizide, Schwermetalle oder Schimmelpilze). Sie sollten daher immer Cannabis-Blüten aus qualifizierten Apotheken beziehen, um eine sichere Anwendung zu gewährleisten.**

Die Dosierung der Cannabis-Blüten hängt von vielen Faktoren ab, u. a. der Konzentration der Cannabinoide, den individuellen Beschwerden und der Toleranz des Patienten oder der Patientin. Da die Wirkung durch die Inhalation sehr schnell einsetzt, kann die Dosierung gut gesteuert und angepasst werden. Es empfiehlt sich, mit einer geringen Menge zu beginnen und die Dosis bei Bedarf schrittweise zu erhöhen, um die optimale Wirkung zu erzielen und mögliche Nebenwirkungen zu minimieren (siehe S. 89).

Die Inhalation von Cannabis-Blüten, insbesondere durch das Rauchen, kann potenziell zu Atemwegsreizungen und Husten führen. Beim Verdampfen sind diese Risiken geringer, da keine schädlichen Verbrennungsprodukte entstehen. Dennoch können Nebenwirkungen auftreten, besonders bei THC-reichen Blüten. Dazu zählen Schwindel, Benommenheit, Mundtrockenheit, erhöhter Puls oder in seltenen Fällen Angst und Paranoia. Deshalb ist eine sorgfältige Dosierung entscheidend.

Kapseln und Tabletten

Kapseln und Tabletten bieten eine praktische und diskrete Möglichkeit, Cannabis-basierte Präparate einzunehmen. Diese Darreichungsform wird oft von Personen bevorzugt, die eine genaue Dosierung benötigen oder den Geschmack und Geruch anderer Einnahmeformen wie Ölen oder Blüten nicht mögen.

Kapseln und Tabletten enthalten eine standardisierte Menge an Cannabinoiden, was eine präzise Dosierung ermöglicht. Diese Präparate sind in verschiedenen Stärken und Cannabinoid-Verhältnissen erhältlich und werden vom behandelnden Facharzt oder von der behandelnden Fachärztin auf die individuellen Bedürfnisse der Patientin oder des Patienten abgestimmt. Bei der Einnahme gelangen Kapseln und Tabletten in den Magen-Darm-Trakt, wo sie langsam aufgelöst und in den Blutkreislauf aufgenommen werden. Da sie den Verdauungsprozess durchlaufen, dauert es in der Regel etwa dreißig bis neunzig Minuten, bis die Wirkung einsetzt. Der Vorteil dieser langsameren Freisetzung ist eine längere Wirkdauer: Die Effekte können bis zu sechs bis acht Stunden oder länger anhalten. Dies macht Kapseln und Tabletten besonders geeignet für Menschen, die eine gleichmäßige, langanhaltende Linderung ihrer Symptome wünschen. Das sind beispielsweise Personen mit chronischen Schmerzen, bei denen Kapseln dazu beitragen können, die Schmerzen über einen längeren Zeitraum zu kontrollieren, insbesondere nachts, wenn eine stabile und langanhaltende Linderung wichtig ist. Auch bei Schlafproblemen kann die länger anhaltende Wirkung von Kapseln dazu beitragen, Schlafstörungen zu mindern, indem sie eine durchgehende Linderung während der Nacht bieten. Für Personen, die unter anhaltender Angst oder innerer Unruhe leiden, kann die Einnahme von Kapseln eine gleichmäßige und langanhaltende Entspannung ermöglichen. Bei der Behandlung von Muskelkrämpfen und Spastiken, wie sie bei Erkrankungen wie Multipler Sklerose auftreten, kann eine kontinuierliche Wirkung der Kapseln den Alltag der Betroffenen erleichtern.

Die Kapseln bieten dabei einige Vorteile: Sie ermöglichen eine präzise Dosierung, da jede Kapsel eine festgelegte Menge an Cannabinoiden enthält. Das macht die Einnahme einfacher und sicherer, da die Gefahr einer Überdosierung minimiert wird. Zudem sind Kapseln und Tabletten leicht einzunehmen und können problemlos in den Alltag integriert werden. Sie geben keinen Geruch ab und ziehen keine unerwünschte Aufmerksamkeit auf sich. Durch die langsame Aufnahme im Verdauungstrakt bieten sie eine längere und gleichmäßige Wirkung.

Allerdings gibt es auch Herausforderungen und potenzielle Risiken: Da die Wirkung erst nach dreißig bis neunzig Minuten einsetzt, kann es schwieriger sein, die richtige Dosierung zu finden. Patienten und Patientinnen müssen lernen, geduldig zu sein und die Wirkung abzuwarten, bevor sie gegebenenfalls mehr einnehmen. Eine voreilige Erhöhung der Dosis kann zu einer unerwartet starken Wirkung und damit verbundenen Nebenwirkungen führen. Zudem macht die langsame Freisetzung der Wirkstoffe eine schnelle Anpassung der Dosierung schwierig. Deshalb ist diese Einnahmeform weniger geeignet, um akute Beschwerden zu behandeln. Zu den möglichen Nebenwirkungen zählen Schwindel, Übelkeit, Benommenheit und ein trockener Mund. Da die Wirkung länger anhält, können auch mögliche Nebenwirkungen länger spürbar sein. Eine der größten Herausforderungen bei der Einnahme von Kapseln und Tabletten ist die Dosiseinstellung. Weil die Wirkung verzögert eintritt und länger anhält, ist es wichtig, mit einer niedrigen Dosis zu beginnen und diese schrittweise zu erhöhen. Patientinnen und Patienten sollten die Einnahme genau nach ärztlicher Empfehlung durchführen und Veränderungen in ihrer Reaktion auf das Präparat sorgfältig dokumentieren. Eine gute Kommunikation mit dem behandelnden Arzt bzw. der behandelnden Ärztin ist dabei entscheidend, um die optimale Dosis zu finden, die eine ausreichende Linderung der Symptome gewährleistet, ohne unangenehme Nebenwirkungen hervorzurufen.

MEIN TIPP: **Bei oraler Einnahme von Cannabis-Produkten kann der gleichzeitige Verzehr von fetthaltigen Lebensmitteln die Aufnahme und Wirksamkeit von Cannabinoiden verbessern, da diese fettlöslich sind. Ein kleiner Snack kann helfen, die Wirkung gleichmäßiger und stärker zu gestalten.**

Cremes und Salben

Cremes und Salben, die auf Cannabis basieren, ermöglichen eine gezielte und lokal begrenzte Anwendung für Menschen, die unter spezifischen Beschwerden wie Muskel- und Gelenkschmerzen, entzündlichen Hauterkrankungen oder anderen lokalen Beschwerden leiden. Diese sogenannten topischen Präparate sind eine besonders effektive Option, wenn eine direkte Wirkung an einer bestimmten Körperstelle gewünscht ist, ohne dass die Cannabinoide in den gesamten Blutkreislauf gelangen. Dadurch werden systemische Nebenwirkungen (im Rest des Körpers) minimiert.

Cannabis-basierte Cremes und Salben enthalten in der Regel Cannabinoide wie THC und CBD, die in Kombination mit pflegenden Substanzen in die Haut eindringen und an den dort vorhandenen Cannabinoid-Rezeptoren wirken. Die Haut besitzt ein eigenes Endocannabinoid-System, das bei der Regulation von Schmerzempfinden, Entzündungen und anderen physiologischen Prozessen eine Rolle spielt. Durch die Anwendung der Cremes und Salben werden die Cannabinoide an die Cannabinoid-Rezeptoren in der Haut und im darunter liegenden Gewebe gebunden. Das ermöglicht eine gezielte Wirkung auf Muskeln, Gelenke oder die Haut.

Ein wesentlicher Vorteil dieser Darreichungsform ist die lokale Wirkung. Da die Cannabinoide hauptsächlich in den Hautschichten und dem darunter liegenden Gewebe wirken, gelangen sie kaum in den Blutkreislauf. Dadurch werden mögliche systemische Nebenwirkungen, wie sie bei der oralen oder inhalativen Einnahme auftreten können, weitgehend vermieden. Man muss also keine Bedenken haben, dass die Anwendung dieser Präparate zu einem psychoaktiven Effekt führt.

Die Verwendung von Cannabis-basierten Cremes und Salben ist recht einfach und unkompliziert. Beim Auftragen sollten Nitril-Einmalhandschuhe getragen werden, wenn die Hände nicht der Anwendungsbereich sind. Das Präparat wird direkt auf die betroffene Stelle aufgetragen und sanft einmassiert. Die Haut nimmt die enthaltenen Cannabinoide auf und leitet sie in die tieferen Hautschichten und das umliegende Gewebe weiter. Die Wirkung tritt in der Regel innerhalb von fünfzehn bis dreißig Minuten nach dem Auftragen ein und kann mehrere Stunden anhalten. Menschen, die unter Gelenkschmerzen, Muskelverspannungen, Arthritis oder Hauterkrankungen wie Neurodermitis und Psoriasis leiden, berichten häufig von einer spürbaren Linderung der Symptome nach der Anwendung von Cannabis-basierten Cremes und Salben.

Diese Form der Anwendung eignet sich besonders gut für verschiedene Beschwerden: Bei Gelenkschmerzen, wie sie etwa bei Arthritis auftreten, können Cremes und Salben eine direkte Linderung bieten, indem sie die entzündungshemmenden Eigenschaften der Cannabinoide gezielt im betroffenen Gelenk zur Wirkung bringen. Bei Muskelverspannungen, sei es durch sportliche Überbeanspruchung oder chronische Verspannungen, können die Cannabinoide in der Salbe die Muskelentspannung fördern und so Schmerzen lindern. Auch bei Hauterkrankungen wie Neurodermitis, Schuppenflechte (Psoriasis) oder Ekzemen können topische Cannabis-Präparate helfen, da sie entzündungshemmend und beruhigend auf die Haut wirken.

Dennoch gibt es auch bei der Anwendung von Cannabis-basierten Cremes und Salben einige Punkte zu beachten: Die Wirkung der Präparate hängt von verschiedenen Faktoren ab, u. a. von der

Cannabinoid-Konzentration in der Creme oder Salbe und von der Durchlässigkeit der Haut an der betroffenen Stelle. Zudem ist die Wirkungsdauer in der Regel kürzer als bei oral einzunehmenden Präparaten. Deshalb kann eine mehrmalige Anwendung am Tag notwendig sein, um eine kontinuierliche Linderung der Beschwerden zu erreichen.

Die möglichen Nebenwirkungen bei der Verwendung von topischen Cannabis-Präparaten sind im Vergleich zu anderen Formen der Einnahme sehr gering. Da die Cannabinoide nicht in den systemischen Blutkreislauf gelangen, treten keine psychoaktiven Effekte oder Beeinträchtigungen des Zentralnervensystems auf.

MEIN TIPP: **In seltenen Fällen kann es zu lokalen Hautreizungen oder Allergien gegen bestimmte Inhaltsstoffe der Cannabis-Creme oder -Salbe kommen. Daher ist es ratsam, vor der ersten Anwendung eine kleine Menge des Präparats auf einer unauffälligen Hautstelle zu testen und auf mögliche Reaktionen zu achten.**

Ein weiterer wichtiger Aspekt ist die Qualität der verwendeten Präparate. Man sollte darauf achten, hochwertige und geprüfte Produkte zu verwenden, die frei von Verunreinigungen und Schadstoffen sind. Apotheken oder spezialisierte Hersteller bieten in der Regel solche geprüften Präparate an, die für die medizinische Anwendung geeignet sind.

Essbare Produkte

Essbare Cannabis-Produkte, häufig als »Edibles« bezeichnet, sind eine beliebte Form der Einnahme von medizinischem Cannabis. Diese Produkte umfassen eine breite Palette von Lebensmitteln wie Keksen, Schokolade, Gummibärchen, Tee und Getränken, die mit Cannabis-Extrakten angereichert sind. Die Besonderheit von Edibles liegt darin, dass die Cannabinoide erst durch den Verdauungstrakt aufgenommen werden. Das macht sowohl die Wirkung als auch die Einnahme dieser Form von Cannabis einzigartig.

Im Gegensatz zur Inhalation oder sublingualen Einnahme (z. B. mit Ölen oder Tinkturen) erfolgt die Aufnahme der Wirkstoffe aus Edibles über den Magen-Darm-Trakt. Sobald das essbare Produkt verzehrt wird, durchläuft es zunächst den Verdauungsprozess. Die Cannabinoide gelangen in den Magen und den Darm, wo sie langsam absorbiert und schließlich über die Leber in den Blutkreislauf aufgenommen werden. Dieser Prozess dauert in der Regel länger. Deshalb setzt die Wirkung von Edibles verzögert ein – meistens zwischen dreißig Minuten und zwei Stunden nach dem Verzehr. Da die Wirkstoffe in der Leber verstoffwechselt werden, entsteht ein stärkeres und länger anhaltendes Erlebnis, insbesondere bei THC. In der Leber wird THC in ein stärker psychoaktives Molekül umgewandelt, bekannt als 11-Hydroxy-THC, das eine intensivere Wirkung hervorrufen kann als bei der Inhalation von Cannabis. Diese verstärkte Wirkung erklärt, warum Edibles, genauso wie Öle oder Extrakte, oft als »potenter« und »länger anhaltend« empfunden werden. Die Wirkung kann je nach Dosierung, Stoffwechsel des Patienten oder der Patientin und Art des verzehrten Produkts mehrere Stunden anhalten – in manchen Fällen zwölf Stunden oder länger.

Ein wesentlicher Vorteil von Edibles ist ihre diskrete und einfache Anwendung. Da sie wie herkömmliche Lebensmittel aussehen und konsumiert werden, sind sie besonders für Personen geeignet, die die Inhalation oder die sublinguale Einnahme vermeiden möchten. Außerdem ist der Geschmack vieler Edibles durch die Mischung mit verschiedenen Lebensmitteln angenehm. Das erleichtert den Konsum, insbesondere für Menschen, die Probleme mit dem Schlucken von Tabletten oder der Einnahme von Ölen haben. Ein weiterer Vorteil ist die langanhaltende Wirkung, die ideal für Personen ist, die eine kontinuierliche Linderung über einen längeren Zeitraum benötigen. Beispielsweise können Menschen, die unter chronischen Schmerzen oder Schlafstörungen leiden, von den anhaltenden Effekten der Edibles profitieren, indem sie eine bessere und längere Symptomkontrolle erreichen. Zudem erlauben Edibles eine genaue Dosierung, da die

Menge an Cannabinoiden pro Produkt in der Regel klar angegeben ist.

Trotz der Vorteile bergen essbare Cannabis-Produkte auch bestimmte Risiken, die vor allem auf die verzögerte Wirkung und die Intensität des Effekts zurückzuführen sind. Da die Wirkung erst nach einer gewissen Zeit einsetzt, besteht die Gefahr, dass man zu schnell eine weitere Dosis zu sich nimmt, weil man die Wirkung nicht sofort spürt. Dies kann leicht zu einer Überdosierung führen, die mit unangenehmen Nebenwirkungen wie Übelkeit, Schwindel, Angstzuständen oder starker Sedierung einhergehen kann. Ein weiteres Risiko ist die stärkere und langanhaltende Wirkung der Edibles. Weil der Wirkstoff durch den Stoffwechselprozess in der Leber verstärkt wird, können selbst kleine Mengen eine intensive Wirkung auslösen. Dies ist besonders bei Produkten mit einem hohen THC-Gehalt relevant, da THC in hohen Dosen unerwünschte psychoaktive Effekte wie Paranoia, Verwirrung oder erhöhte Herzfrequenz verursachen kann. Aus diesen Gründen wird dringend empfohlen, mit einer niedrigen Dosis der Edibles zu beginnen, insbesondere, wenn man neu in der Einnahme von Edibles ist. Für viele Patienten und Patientinnen wird eine Anfangsdosis von 2,5 bis fünf Milligramm THC oder eine entsprechende Menge an CBD empfohlen. Die sogenannte Start-low-go-slow-Regel (siehe S. 89) ist dabei entscheidend: Beginnen Sie mit einer niedrigen Dosis und warten Sie mindestens zwei Stunden, um die volle Wirkung abzuschätzen, bevor Sie eine weitere Dosis in Erwägung ziehen.

Es gibt verschiedene Formen von essbaren Cannabis-Produkten, die sich in ihrer Wirkung und Anwendungsweise unterscheiden können:

- **Kekse, Schokolade und Süßwaren:** Diese Produkte sind einfach zu verzehren, aber in der Dosierung relativ ungenau, denn durch das Erhitzen werden unterschiedliche Mengen des THC verdampft, da dieses schon bei ca. 152 Grad Celsius verdampft. Sie bieten eine schmackhafte Möglichkeit, Cannabinoide aufzunehmen, und sind besonders beliebt bei Menschen, die die

Einnahme von Medizin möglichst unauffällig gestalten möchten.
- **Tee und Getränke:** Flüssige Edibles wie Tees oder mit Cannabis-Extrakten angereicherte Getränke bieten eine entspannende Möglichkeit der Einnahme. Die Wirkstoffe werden ebenfalls über den Verdauungstrakt aufgenommen. Dabei kann die Wirkung etwas schneller einsetzen als bei festen Lebensmitteln.
- **Kapseln und Tabletten:** Obwohl Kapseln und Tabletten in der Regel nicht zu den klassischen Edibles gezählt werden, funktionieren sie ähnlich, da sie über den Verdauungstrakt aufgenommen werden. Sie bieten den Vorteil einer präzisen Dosierung und einer längeren Wirkungsdauer.

MEIN TIPP: **Die sichere Anwendung von Edibles erfordert Geduld und Sorgfalt bei der Dosierung. Es ist wichtig, die Etiketten und Dosierungsangaben der Produkte genau zu lesen und die empfohlene Menge nicht zu überschreiten, insbesondere bei Produkten mit einem hohen THC-Gehalt. Da die Wirkung so lange anhält, sollte man nach der Einnahme keine Tätigkeiten ausführen, die volle Aufmerksamkeit und Koordination erfordern, wie etwa das Führen eines Fahrzeugs.**

Richtlinien zur Dosierung und Anpassung an individuelle Bedürfnisse

Die richtige Dosierung ist entscheidend für den Erfolg der Therapie. Sie hängt von verschiedenen Faktoren ab, u. a. von der Art der Beschwerden, der individuellen Reaktion des Körpers auf Cannabinoide und der gewählten Darreichungsform.

Start low, go slow

Starte niedrig, steigere langsam: Eine allgemein empfohlene Vorgehensweise ist das sogenannte Start-low-go-slow-Prinzip. Beginnen Sie mit einer niedrigen Dosis und steigern Sie diese langsam, bis die gewünschte Wirkung eintritt. Besonders bei der Einnahme von THC-haltigen Präparaten ist dies wichtig, um Nebenwirkungen wie Schwindel, Übelkeit oder Angst zu vermeiden.

FALL-BEISPIEL *Cannabis bei Multipler Sklerose*

Frau Schneider (Name fiktiv), eine 45-jährige Bankangestellte, lebt seit über zehn Jahren mit der Diagnose Multiple Sklerose (MS). Im Laufe der Jahre hat die Erkrankung zu einer fortschreitenden Verschlechterung ihrer motorischen Fähigkeiten geführt. Inzwischen befindet sie sich im fortgeschrittenen Stadium der MS und leidet unter starken Muskelspastiken, chronischen Schmerzen, ständiger Erschöpfung und zunehmenden Bewegungseinschränkungen. Aufgrund der Spastiken hat sie Schwierigkeiten, längere Zeit zu sitzen oder zu liegen. Das hat wiederum Schlafprobleme zur Folge. Ihre herkömmliche Medikation, bestehend aus Muskelrelaxanzien und Schmerzmitteln, zeigt nur noch begrenzte Wirkung und verursacht zudem unangenehme Nebenwirkungen wie Müdigkeit und Magenprobleme.

In einem Gespräch mit ihrem Neurologen äußert Frau Schneider den Wunsch nach alternativen Therapieoptionen, um ihre Lebensqualität zu verbessern und die Schmerzen sowie die Muskelspastiken effektiver zu lindern. Der Arzt schlägt eine ergänzende Therapie mit medizinischem Cannabis vor, da Studien gezeigt haben, dass Cannabinoide bei MS insbesondere zur Linderung von Spastiken und Schmerzen beitragen können.

Bevor Frau Schneider medizinisches Cannabis erhalten kann, sollte ein Kostenübernahmeantrag bei ihrer Krankenkasse gestellt werden. Ihr Neurologe erstellt einen umfassenden Bericht, der ihren bisherigen Krankheitsverlauf, die eingesetzten Therapien und deren begrenzte Wirksamkeit sowie den medizinischen Nutzen der geplanten Cannabis-Therapie dokumentiert. Dieser Bericht wird zusammen mit dem Antrag an die Krankenkasse übermittelt. Die Krankenkasse leitet den Antrag zur Prüfung an den Medizinischen Dienst weiter. Dort wird der Fall genau geprüft, insbesondere, ob die ergänzende Therapie mit Cannabis gerechtfertigt ist und ob alle anderen Behandlungsmöglichkeiten bereits ausgeschöpft sind. Nach einer eingehenden Beurteilung des Falles gibt der Medizinische Dienst eine Empfehlung ab, die in die Entscheidung der Krankenkasse über die Kostenübernahme einfließt. Nach einigen Wochen wird der Antrag von der Krankenkasse genehmigt.

Der Neurologe verschreibt Frau Schneider daraufhin mehrere Cannabis-Präparate: zum einen Blüten zur Inhalation und zum anderen zwei Vollspektrum-Extrakte zu oralen Einnahme, die eine Kombination aus THC und CBD enthalten. Die Mischung soll die Muskelspastiken lindern, die Schmerzen reduzieren und gleichzeitig die Schlafqualität verbessern, ohne die kognitiven Funktionen zu beeinträchtigen.

Frau Schneider beginnt mit einer niedrigen Dosierung der Cannabis-Präparate, um ihren Körper langsam an die Präparate zu gewöhnen und mögliche Nebenwirkungen zu minimieren. In den folgenden Wochen wird die Dosierung unter ärztlicher Aufsicht schrittweise angepasst, um die optimale Wirkung zu erzielen. Schon nach wenigen Wochen bemerkt Frau Schneider eine deutliche Verringerung der Muskelspastiken. Sie kann sich freier bewegen und empfindet weniger Schmerzen. Auch ihre Schlafqualität verbessert sich. Das wirkt sich positiv auf ihre allgemeine Stimmung und ihren Energielevel aus. Die ergänzende Therapie mit medizinischem Cannabis ermöglicht es Frau Schneider, ihren Alltag wieder aktiver zu gestalten und mehr Zeit mit ihrer Familie zu verbringen. Zwar ist die MS-Erkrankung weiterhin ein fester Bestandteil ihres Lebens, doch die Cannabis-Therapie hilft ihr, besser mit den Symptomen umzugehen und ihre Lebensqualität deutlich zu steigern. Dieses Fallbeispiel zeigt, dass medizinisches Cannabis im fortgeschrittenen Stadium von MS eine wirksame Ergänzung zu bestehenden Therapien sein kann, insbesondere, wenn herkömmliche Medikamente nur noch begrenzt wirksam sind.

Berücksichtigung des THC/CBD-Verhältnisses und der Wirkdauer

THC wirkt psychoaktiv und kann beruhigend, schmerzlindernd und appetitfördernd sein. CBD hingegen hat keine psychoaktiven Effekte und wirkt eher entspannend und entzündungshemmend. Je nach Beschwerdebild kann es sinnvoll sein, Präparate mit unterschiedlichen THC/CBD-Verhältnissen zu verwenden. Die genaue Abstimmung erfolgt in Zusammenarbeit mit dem behandelnden Arzt bzw. der behandelnden Ärztin.

Bei der Auswahl der Dosierung sollte auch die Dauer der Wirkung berücksichtigt werden. Inhalierte Cannabis-Blüten wirken schneller, aber auch kürzer (ca. zwei bis vier Stunden). Die Wirkung essbarer Produkte und von Kapseln setzt langsamer ein, sie haben dafür aber eine längere Wirkungsdauer (bis zu acht Stunden).

Individuelle Dosisanpassung

Die Dosis muss individuell an die Person angepasst werden. Alter, Gewicht, allgemeine Gesundheit und Vorerfahrungen mit Cannabis spielen eine wichtige Rolle. Ein Mensch mit chronischen Schmerzen benötigt möglicherweise eine andere Dosierung als eine Person, die unter Übelkeit leidet.

MEIN TIPP: **Es kann hilfreich sein, ein Tagebuch oder eine digitale Aufzeichnung über die Cannabis-Einnahme zu führen. Notieren Sie Dosierungen, Einnahmezeiten, eventuelle Nebenwirkungen und die Wirkung auf Symptome. Diese Dokumentation ist nützlich für Gespräche mit Ihrer Ärztin oder Ihrem Arzt, um die Therapie optimal auf Ihre Bedürfnisse einzustellen.**

Hinweise zur sicheren Anwendung

Die sichere Anwendung von Cannabis ist entscheidend, um die gewünschten therapeutischen Effekte zu erzielen und unerwünschte Nebenwirkungen zu minimieren. Cannabis ist eine kraftvolle Pflanze mit potenziell starken Wirkungen, die sowohl körperliche als auch psychische Zustände beeinflussen kann. Daher ist es wichtig, Cannabis nicht als Spielzeug zu betrachten, sondern als ein medizinisches Präparat, das sorgfältig und verantwortungsbewusst eingesetzt werden sollte. An dieser Stelle einige Hinweise, um die Anwendung so sicher wie möglich zu gestalten:

Geduld ist gefragt

Cannabis wirkt je nach Darreichungsform unterschiedlich schnell. Bei Inhalationsmethoden wie dem Verdampfen von Blüten setzt die Wirkung nach wenigen Minuten ein, während essbare Produkte (Edibles) eine deutlich längere Zeit benötigen, bis sie wirken – manchmal bis zu zwei Stunden. Es ist wichtig, die volle Wirkung abzuwarten, bevor eine erneute Einnahme erfolgt. Viele Menschen begehen den Fehler, nach kurzer Zeit nachzudosieren, wenn sie noch keine Wirkung spüren. Das kann aber zu einer Überdosierung führen.

Kenntnis über die Inhaltsstoffe des Cannabis-Präparats

Cannabis-Präparate enthalten unterschiedliche Mengen an THC, CBD und anderen Cannabinoiden. Es ist entscheidend, das jeweilige Produkt und seine Zusammensetzung zu kennen. THC ist für die psychoaktiven Effekte verantwortlich, die sowohl therapeutisch genutzt werden als auch unerwünschte Wirkungen haben können. CBD hingegen wirkt nicht psychoaktiv und hat viele therapeutische Vorteile, kann aber auch Wechselwirkungen mit anderen Medikamenten haben. Ein Bewusstsein für die Inhaltsstoffe und ihre Effekte ist essenziell, um die passende Therapie zu finden.

Achtung bei der Kombination mit anderen Medikamenten

Cannabis kann Wechselwirkungen mit anderen Medikamenten eingehen. Vor allem Cannabinoide wie CBD können die Wirkung bestimmter Arzneimittel verstärken oder abschwächen. Beispielsweise kann CBD den Abbau von Medikamenten in der Leber beeinflussen. Das kann zu unerwarteten Veränderungen der Wirkstoffkonzentration im Blut führen. Deshalb ist es unerlässlich, vor Beginn einer Cannabis-Therapie die behandelnde Ärztin oder den behandelnden Arzt über alle eingenommenen Medikamente zu informieren.

Richtige Lagerung

Cannabis-Produkte sollten stets an einem kühlen, dunklen Ort und außerhalb der Reichweite von Kindern und Haustieren aufbewahrt werden. Insbesondere essbare Produkte, die wie normale Lebensmittel aussehen, können für Kinder verlockend sein und zu gefährlichen Situationen führen, wenn sie versehentlich konsumiert werden. Eine sorgfältige Aufbewahrung verhindert den ungewollten Missbrauch und gewährleistet, dass die Präparate ihre Wirksamkeit behalten.

Bewusstsein für Nebenwirkungen

Auch bei korrekter Anwendung können Nebenwirkungen auftreten. Dazu zählen Mundtrockenheit, Schwindel, Müdigkeit, veränderter Blutdruck und Appetitveränderungen. In seltenen Fällen können auch Übelkeit, Halluzinationen oder Angstzustände auftreten, insbesondere bei hohen THC-Dosen. Es ist wichtig, sich dieser potenziellen Nebenwirkungen bewusst zu sein und die Behandlung entsprechend anzupassen. Bei starken oder unerwarteten Reaktionen sollte unbedingt der Arzt bzw. die Ärztin konsultiert werden.

MEIN TIPP: **Aktivitäten wie ein Saunagang oder heiße Bäder können die Wirkung von Cannabis verstärken und zu einem starken Blut-**

druckabfall führen, da Cannabis die Blutgefäße erweitert. Deshalb sollten Sie dabei vorsichtig vorgehen und auf die Reaktionen Ihres Körpers achten.

Regelmäßige ärztliche Kontrolle

Eine Cannabis-Therapie sollte immer unter ärztlicher Aufsicht durchgeführt werden. Regelmäßige Kontrolluntersuchungen sind wichtig, um die Wirksamkeit und Verträglichkeit zu überwachen und gegebenenfalls die Dosierung anzupassen. Die Ärztin bzw. der Arzt kann auch darüber aufklären, welche Präparate und Einnahmeformen am besten geeignet sind, und Hilfestellung bei der Handhabung geben.

MEIN TIPP: **Der Austausch mit einer spezialisierten Cannabis-Beratung oder mit Schmerztherapeuten und -therapeutinnen kann wertvolle Einsichten bieten, die über die reguläre ärztliche Betreuung hinausgehen. Auch ein Gespräch mit spezialisiertem Apothekenpersonal kann helfen, die richtige Wahl und Anwendung des Produkts zu optimieren.**

ERFAHRUNGSBERICHT *Meine Reise mit der Cannabis-Therapie – ein Erfahrungsbericht von Mathias*

»Ich bin Mathias, 52 Jahre alt, Familienvater und leidenschaftlicher Hobbygärtner. Vor fünf Jahren hat sich mein Leben komplett verändert. Die Diagnose: Multiple Sklerose, eine Krankheit, die nicht nur meinen Körper, sondern auch meine Seele schwer belastet hat. Der tägliche Schmerz und die ständigen Spastiken haben mir meine Energie und Freude genommen. Die Medikamente, die ich von meinen Neurologen bekam, halfen nur begrenzt und brachten jede Menge Nebenwirkungen mit sich. Ehrlich gesagt, fühlte ich mich irgendwann nur noch wie ein Schatten meiner selbst.

Durch meine Schmerztherapeutin hörte ich dann zum ersten Mal von der Möglichkeit einer Cannabis-Therapie. Ich war neugierig, aber auch skeptisch. War das legal? Was würde mein Umfeld sagen? Und vor allem: Würde es mir wirklich helfen?

Trotz aller Zweifel entschied ich mich, es zu versuchen – einfach, weil die Schmerzen und die Hoffnung auf ein besseres Leben mich dazu drängten, etwas Neues zu probieren.

Der Einstieg in die Cannabis-Therapie war alles andere als einfach. Zum Glück hatte ich einen Berater an meiner Seite, der mit meinem Neurologen zusammenarbeitete, um einen Medikamentenplan aufzustellen und die Genehmigungen bei der Krankenkasse zu beantragen. Die Bürokratie war frustrierend, und es vergingen fast zwei Monate, bis ich endlich das Medikament in der Apotheke abholen konnte. Diese Wartezeit hat mich an meine Geduld erinnert – etwas, das ich auf diesem Weg noch oft brauchen würde.

Als ich das Medikament schließlich in den Händen hielt, begann eine Phase voller Tests und Anpassungen. Die richtige Dosierung zu finden, war eine Herausforderung, und anfangs hatte ich mit Nebenwirkungen wie Schwindel und trockenem Mund zu kämpfen. Doch mein Berater und mein Arzt blieben geduldig, und wir haben so lange an der Dosierung gefeilt, bis ich mich wohl fühlte. Hier wurde mir klar, wie wichtig die Unterstützung durch Fachleute ist – allein hätte ich das nie hinbekommen. Nach etwa zwei Monaten hatte ich endlich die richtige Balance gefunden. Die Spastiken wurden weniger, und die Schmerzen waren viel erträglicher. Es fühlte sich an wie ein kleiner Sieg. Meine Frau hat die Veränderungen zuerst bemerkt. Plötzlich konnte ich wieder Zeit mit ihr im Garten verbringen, und auch wenn ich nicht mehr alles schaffe wie früher, so war es doch ein großer Schritt zurück ins Leben.

Aber die Therapie brachte auch neue Herausforderungen mit sich. Ich musste lernen, Verantwortung zu übernehmen – immer die Dosierung im Blick zu behalten, alles genau zu dokumentieren und eine feste Routine einzuhalten. Ein weiteres Thema war das gesellschaftliche Stigma. Es ist nicht immer einfach, offen über die Cannabis-Therapie zu sprechen. Besonders im Beruf haben mich einige Kollegen kritisch beäugt. Oft fühlte ich mich missverstanden, und es hat mich Mut gekostet, offen damit umzugehen.

Heute, fast ein Jahr nach Beginn der Cannabis-Therapie, kann ich sagen: Es war die richtige Entscheidung. Die Therapie hat mir ein Stück Lebensqualität zurückgegeben, das ich längst verloren glaubte. Die Schmerzen sind erträglicher, und die Spastiken kommen seltener und weniger stark. Cannabis ist für mich kein Wundermittel, aber es ist ein Weg, mein Leben wieder in die Hand zu nehmen und trotz der Krankheit Dinge zu tun, die mir wichtig sind. Ich hoffe, dass meine Geschichte andere ermutigt, sich mit alternativen Therapien auseinanderzusetzen. Es ist ein Weg mit Höhen und Tiefen, und man muss bereit sein, Verantwortung zu übernehmen. Aber für mich hat es sich gelohnt.«

Verantwortungsvoller Umgang mit Cannabis

Die Wirkung von Cannabis auf den Körper und Geist kann unterschiedlich ausfallen. Bei höheren THC-Konzentrationen können psychoaktive Effekte auftreten, die das Reaktionsvermögen und die Konzentrationsfähigkeit beeinträchtigen. Daher sollte man nach der Einnahme von Cannabis im Straßenverkehr oder beim Bedienen von Maschinen Vorsicht walten lassen. Es empfiehlt sich, nach der Einnahme zwei Stunden zu warten, bevor man sich an das Steuer eines Fahrzeugs setzt (Näheres dazu siehe unten).

Cannabis ist ein mächtiges Heilmittel, aber auch eine Substanz, die bei unsachgemäßem Gebrauch Risiken birgt. Der verantwortungsvolle Umgang beginnt mit einer fundierten Information über die Wirkungsweise und die individuellen Bedürfnisse des eigenen Körpers. Nur so lässt sich eine Cannabis-Therapie erfolgreich und sicher durchführen.

Cannabis im Straßenverkehr

Die Teilnahme am Straßenverkehr unter dem Einfluss von Cannabis ist ein komplexes Thema, vor allem für Menschen, die Cannabis aus medizinischen Gründen einnehmen. Grundsätzlich gilt in Deutschland ein striktes Cannabis-Verbot im Straßenverkehr, da

THC, der psychoaktive Bestandteil der Cannabis-Pflanze, die Fahrfähigkeit erheblich beeinträchtigen kann. Doch bei medizinischen Cannabis-Patientinnen und -Patienten gibt es spezielle Ausnahmeregelungen, die es zu beachten gilt.

Grundsätzlich besagt § 24a der StVO (Straßenverkehrsordnung), dass das Führen eines Fahrzeugs unter der Wirkung psychoaktiver Substanzen wie THC verboten ist. Allerdings gibt es eine wichtige Ausnahme gemäß **§ 24a Satz 2 StVO**: Die genannte Regelung gilt nicht, wenn der THC-Wert aus der bestimmungsgemäßen Verwendung eines verschriebenen Medikaments bei einer konkreten Erkrankung stammt. Das bedeutet, dass Cannabis-Patienten und -Patientinnen, die ihr Medikament vorschriftsgemäß einnehmen und nicht durch den Konsum beeinträchtigt sind, unter bestimmten Bedingungen am Straßenverkehr teilnehmen dürfen.

Die Bundesregierung hat auf eine Anfrage der Opposition in der **Drucksache 18/11701** klargestellt, dass Cannabis-Patientinnen und -Patienten, die im Rahmen einer ärztlichen Behandlung Cannabis einnehmen, grundsätzlich nicht pauschal vom Führen eines Fahrzeugs ausgeschlossen sind. Jedoch ist die Fahrtüchtigkeit des bzw. der Einzelnen entscheidend. Es wird betont, dass die Teilnahme am Straßenverkehr nicht zulässig ist, wenn die Einnahme des Medikaments die Fahreignung beeinträchtigt.

Die Fahrerlaubnis-Verordnung (FeV) regelt die Eignung zum Führen von Kraftfahrzeugen. In **Anlage 4 Punkt 9.1 FeV** wird darauf hingewiesen, dass der Konsum von Cannabis die Fahreignung beeinträchtigen kann. Allerdings ist dabei ein wichtiger Aspekt zu beachten: Wenn Cannabis als Medikament verordnet wird und es den Patienten bzw. die Patientin nicht beeinträchtigt, können medizinische Cannabis-Patientinnen und -Patienten durchaus in der Lage sein, am Straßenverkehr teilzunehmen.

Um die gesetzlichen Anforderungen und die eigene Sicherheit im Straßenverkehr zu gewährleisten, sollten Patienten und Patientinnen stets folgende Unterlagen mit sich führen:

- **Medikamentenplan:** eine aktuelle Übersicht der verordneten Medikamente inklusive der Dosierung und der Einnahmezeiten;

- **aktuelles Rezept:** eine Kopie des von ärztlicher Seite ausgestellten Rezepts für medizinisches Cannabis;
- **Kostenübernahmebescheid der Krankenkasse:** die schriftliche Bestätigung der Krankenkasse über die Kostenübernahme der Cannabis-Therapie;
- ärztliche **Bescheinigung:** eine Bescheinigung des behandelnden Facharztes bzw. der behandelnden Fachärztin, die bestätigt, dass Cannabis aus medizinischen Gründen kontrolliert eingesetzt wird und der Patient oder die Patientin in der Lage ist, am Straßenverkehr teilzunehmen.

Diese Unterlagen dienen als Nachweis, dass die Einnahme von Cannabis aus medizinischen Gründen erfolgt und dass die Patientin bzw. der Patient von ärztlicher Seite als fahrtauglich eingeschätzt wird.

Trotz der genannten Regelungen ist es für Patienten und Patientinnen besonders wichtig, sich ihrer eigenen Fahrfähigkeit bewusst zu sein. Die Wirkung von Cannabis kann individuell sehr unterschiedlich sein. Folgendes sollten Sie beachten:

- **Selbstbeobachtung:** Patienten und Patientinnen sollten die Reaktion ihres Körpers auf Cannabis aufmerksam beobachten, insbesondere in den ersten Wochen der Therapie. Beeinträchtigungen wie Müdigkeit, Schwindel oder verlangsamte Reaktionszeiten können die Fahreignung negativ beeinflussen.
- **Eingewöhnungszeit:** Es wird empfohlen, in der Anfangsphase der Therapie auf das Autofahren zu verzichten, bis sich der Körper an die Medikation gewöhnt hat und der Arzt oder die Ärztin bestätigt, dass keine Beeinträchtigung der Fahrtauglichkeit vorliegt.
- **Regelmäßige Arztbesuche:** Regelmäßige Kontrolluntersuchungen in der behandelnden Arztpraxis sind wichtig, um die Therapie anzupassen und die Fahrtauglichkeit zu überwachen.

Sollte ein Patient oder eine Patientin unter Cannabis-Einfluss in eine Verkehrskontrolle geraten, kann die Polizei einen **Drogentest** durchführen. Liegt der THC-Wert über dem Grenzwert, kommt es in der Regel zur Überprüfung der Fahreignung. Mit den oben genannten Dokumenten und der ärztlichen Bestätigung kann die Patientin bzw. der Patient in der Regel nachweisen, dass der Konsum auf einer medizinischen Verordnung beruht und die Fahrtauglichkeit nicht beeinträchtigt ist. Dennoch liegt die endgültige Entscheidung über die Fahreignung immer bei den Behörden.

Für Cannabis-Patienten und -Patientinnen gilt übrigens ein generelles Alkoholverbot!

Nebenwirkungen und Wechselwirkungen

Mögliche Nebenwirkungen und wie man sie minimiert

Die Anwendung von Cannabis als Medizin kann verschiedene Nebenwirkungen mit sich bringen, die je nach Dosis, Art der Einnahme und individueller Empfindlichkeit variieren. Es ist daher wichtig, diese möglichen Nebenwirkungen zu kennen und zu wissen, wie man sie minimieren kann, um eine sichere und effektive Therapie zu gewährleisten.

Psychische Nebenwirkungen

Psychische Nebenwirkungen von THC-haltigem medizinischem Cannabis sind besonders bei höheren Dosierungen ein relevantes Thema, da sie das alltägliche Leben der Patienten und Patientinnen beeinträchtigen können. Zu den häufigsten Effekten gehören Angstzustände, Unruhe, Paranoia sowie Konzentrationsstörungen und Verwirrtheit. Diese Effekte treten meist auf, weil THC psychoaktiv ist und das zentrale Nervensystem (Gehirn und Rückenmark) direkt beeinflusst. Während manche Menschen die entspannende Wirkung von THC als angenehm empfinden, erleben andere bei der falschen Dosierung ein unerwünschtes »High«, das mit erhöhter Nervosität oder sogar Panik einhergehen kann.

THC wirkt vor allem auf die CB1-Rezeptoren im Gehirn, die mit Stimmung, Gedächtnis und kognitiven Funktionen verbunden sind. Bei Menschen mit einer höheren Empfindlichkeit oder bei der Einnahme hoher THC-Dosen kann es dazu kommen, dass diese Rezeptoren überaktiviert werden. In stressigen Situationen oder bei Personen, die bereits zu Ängstlichkeit neigen, kann dies verstärkt werden, da THC den Spiegel des Stresshormons Cortisol erhöhen kann. Die Folge sind oft Zustände der Anspannung, die sich in Form von Angstgefühlen oder Paranoia äußern.

Um diese Effekte zu minimieren, empfehlen Fachleute die **Start-low-go-slow-Methode** (siehe S. 89). Dabei beginnt die Therapie mit einer sehr niedrigen Dosis, die im Verlauf nur schrittweise gesteigert wird. Auf diese Weise hat der Körper Zeit, sich an das Cannabinoid zu gewöhnen. Das senkt das Risiko für unangenehme psychische Nebenwirkungen. Das Ziel ist, die niedrigste wirksame Dosis zu finden, die die Symptome lindert, ohne starke Nebenwirkungen zu verursachen.

Ein weiteres Mittel zur Minimierung dieser Effekte ist die Wahl von Produkten mit einem **höheren CBD-Anteil**. CBD wirkt beruhigend und kann die psychoaktiven Effekte von THC dämpfen. Dadurch verringert sich die Wahrscheinlichkeit für psychische Nebenwirkungen. CBD-reiche Präparate sind besonders für Menschen geeignet, die empfindlich auf THC reagieren oder zu Angstzuständen neigen.

Auch die Einnahmeform beeinflusst die Nebenwirkungen. Eine **Inhalation über einen Vaporizer** führt meist zu einer raschen Wirkung und ermöglicht eine bessere Kontrolle der Dosis, da der Effekt schneller einsetzt und entsprechend feiner dosiert werden kann. Bei oralen Präparaten (z. B. Kapseln) tritt die Wirkung verzögert ein. Dadurch kann sich das Risiko einer unbeabsichtigten Überdosierung erhöhen, falls zu schnell nachdosiert wird.

MEIN TIPP: **Wenn Sie mit Nebenwirkungen oder anderen Herausforderungen bei der Einnahme des medizinischen Cannabis kämpfen, können Sie unter ärztlicher Beratung und Kontrolle verschiedene Einnahmeformen testen (z. B. Öl statt Inhalation), um die für Sie beste Form der Aufnahme und Dosierung zu finden.**

Regelmäßige **Rücksprache mit dem behandelnden Arzt oder der behandelnden Ärztin** ist ebenfalls sehr wichtig, um psychische Nebenwirkungen zu minimieren. Diese können die Dosis schrittweise anpassen, Nebenwirkungen überwachen und gegebenenfalls alternative Präparate empfehlen, um die Sicherheit und Verträglichkeit der Therapie zu gewährleisten.

Durch eine Kombination aus sorgfältiger Dosierung, Einnahme von CBD-reichen Produkten und ärztlicher Überwachung können viele von der positiven Wirkung des medizinischen Cannabis profitieren, ohne stark beeinträchtigende psychische Nebenwirkungen zu erleben.

Körperliche Nebenwirkungen

Medizinisches Cannabis kann verschiedene körperliche Nebenwirkungen verursachen, die stark von der Dosis, der Art der Einnahme und individuellen Faktoren wie der persönlichen Sensibilität abhängen. Zu den häufigsten physischen Nebenwirkungen zählen Müdigkeit, Schläfrigkeit, Schwindel und trockener Mund. THC besitzt eine beruhigende, sedierende Wirkung, die einige als angenehm empfinden. Bei anderen kann es jedoch zu unerwünschter Müdigkeit oder Schläfrigkeit im Alltag führen. Diese Effekte verstärken sich häufig bei hohen Dosierungen oder regelmäßiger Einnahme. Schwindel und Benommenheit treten besonders zu Beginn einer Cannabis-Therapie oder nach einer schnellen Dosissteigerung auf. Diese Effekte sind oft auf einen kurzfristigen Blutdruckabfall zurückzuführen, der bei empfindlichen Menschen oder Personen mit bereits niedrigem Blutdruck häufiger auftritt. Ein trockener Mund, medizinisch als »Xerostomie« bezeichnet, ist eine häufige Begleiterscheinung des Cannabis-Konsums, da die Wirkstoffe des Cannabis die Speichelproduktion hemmen. Darüber hinaus kann THC den Appetit steigern. Bei Kachexie (Gewichtsverlust) etwa ist dies erwünscht, während es für andere zu unerwünschter Gewichtszunahme führen kann. Für Menschen mit Herz-Kreislauf-Erkrankungen kann THC durch die Erhöhung der Herzfrequenz und mögliche Blutdruckschwankungen ein Risiko darstellen. Diese Effekte treten oft in den ersten Wochen einer Therapie auf und verstärken sich bei höheren Dosen.

Um körperliche Nebenwirkungen zu minimieren, empfiehlt sich ein langsamer Anstieg der Dosierung nach dem Prinzip »**Start low, go slow**«. Diese schrittweise Erhöhung der Dosis gibt dem

Körper die Möglichkeit, sich an die Cannabinoide zu gewöhnen, und senkt das Risiko für Müdigkeit, Schwindel und andere unerwünschte Effekte.

Ein trockener Mund kann durch ausreichend **Flüssigkeitszufuhr** gemildert werden. Wasser, ungesüßte Tees oder zuckerfreie Kaugummis können helfen, indem sie die Speichelproduktion anregen und das Trockenheitsgefühl lindern.

Treten Schwindel oder Benommenheit auf, ist es ratsam, sich in einer ruhigen Umgebung aufzuhalten und eine Pause einzulegen. Eine **ruhige Atmosphäre** unterstützt das Wohlbefinden und gibt dem Körper Zeit, sich zu stabilisieren.

Für Personen mit Herz-Kreislauf-Erkrankungen ist eine regelmäßige **Blutdrucküberwachung** besonders in der Anfangsphase der Therapie wichtig. So lassen sich Blutdruckschwankungen frühzeitig erkennen, und das Risiko für ernste Nebenwirkungen wird minimiert.

MEIN TIPP: **Aktivitäten, die Konzentration und Wachsamkeit erfordern, wie Autofahren oder das Bedienen schwerer Maschinen, sollten zu Beginn einer Cannabis-Therapie und auch bei einer Anpassung der Medikation oder bei Umstellungen vermieden werden, bis die individuelle Reaktion auf das Medikament sicher eingeschätzt werden kann und Nebenwirkungen wie Müdigkeit oder Schläfrigkeit unter Kontrolle sind.**

Diese genannten Maßnahmen ermöglichen eine bessere Kontrolle über mögliche körperliche Nebenwirkungen der Cannabis-Therapie und sorgen für eine sichere und effektive Therapie. Engmaschige ärztliche Überwachung und offene Kommunikation sind dabei unerlässlich, um die Behandlung auf den individuellen Bedarf abzustimmen und die physischen Nebenwirkungen bestmöglich zu minimieren.

Wechselwirkungen mit anderen Medikamenten

Medizinisches Cannabis kann mit anderen Medikamenten interagieren. Das kann erhebliche Auswirkungen auf die Wirksamkeit und Sicherheit der Therapie haben. Da die Hauptwirkstoffe von Cannabis, THC und CBD, über das Cytochrom-P450-Enzymsystem in der Leber verstoffwechselt werden, können sie den Abbau anderer Medikamente beeinflussen, denn dieses Enzymsystem ist verantwortlich für den Stoffwechsel vieler Arzneimittel. Deshalb führt eine Interaktion mit Cannabis oft zu einer Veränderung der Wirkstoffkonzentration anderer Medikamente im Blut – entweder indem deren Wirkung verstärkt oder indem sie abgeschwächt wird.

MEIN TIPP: **Die Wechselwirkungen von Cannabis mit anderen Medikamenten sind ein wichtiges Thema. Es kann hilfreich sein, bei Unsicherheiten Rücksprache mit dem Arzt, der Ärztin oder dem Apothekenpersonal zu halten oder auf spezielle Online-Tools wie Wechselwirkungs-Checks (siehe S. 166) zurückzugreifen, um Neben- und Wechselwirkungen besser zu verstehen.**

Blutverdünner (Antikoagulanzien)

THC und CBD können die Wirkung von Blutverdünnern, insbesondere Warfarin, erheblich beeinflussen. Dies liegt daran, dass beide Cannabinoide über das Cytochrom-P450-Enzymsystem in der Leber verstoffwechselt werden – dasselbe System, das auch für den Abbau vieler Medikamente, einschließlich Blutverdünner, verantwortlich ist. Warfarin, einer der am häufigsten verschriebenen Blutverdünner, wird ebenfalls über das Cytochrom-P450-System abgebaut. Wenn THC oder CBD in Kombination mit Warfarin eingenommen wird, konkurrieren sie um dieselben Leberenzyme. Dies kann dazu führen, dass Warfarin langsamer abgebaut wird, wodurch die Konzentration des Medikaments im Blut steigt. Die Folge kann eine übermäßige Blutverdünnung sein, die das Risiko für innere Blutungen oder schwerwiegende Blutungskomplikationen erheblich erhöht.

Um das Risiko einer solchen übermäßigen Blutverdünnung zu vermeiden, ist eine engmaschige **Überwachung des INR-Wertes** (International Normalized Ratio) erforderlich. Der INR-Wert ist ein Maß für die Blutgerinnung und zeigt an, wie schnell oder langsam das Blut gerinnt. Bei Personen, die Warfarin oder ähnliche Antikoagulanzien einnehmen, muss der INR-Wert innerhalb eines therapeutischen Bereichs bleiben: Ein zu hoher Wert bedeutet, dass das Blut zu dünn ist, was die Gefahr von Blutungen erhöht, während ein zu niedriger Wert das Risiko für die Bildung von Blutgerinnseln steigert. Da THC und CBD die Warfarin-Konzentration im Blut erhöhen können, sollten Menschen, die eine Cannabis-Therapie beginnen, ihren INR-Wert regelmäßig überwachen lassen, besonders in den ersten Wochen der Behandlung. Eine engmaschige ärztliche Überwachung ist entscheidend, um bei Bedarf die Dosierung von Warfarin anpassen und das Blutungsrisiko senken zu können. Patienten und Patientinnen sollten auch auf Anzeichen erhöhter INR-Werte wie Blutergüsse, blutigen Urin, Zahnfleischbluten oder Nasenbluten achten und im Falle solcher Symptome sofort ihre Ärztin oder ihren Arzt informieren.

In manchen Fällen kann der Arzt bzw. die Ärztin die **Warfarin-Dosis senken**, um den therapeutischen Bereich zu halten. Diese Anpassungen sollten jedoch stets vorsichtig und schrittweise erfolgen, da abrupte Änderungen ebenfalls Risiken bergen können.

Antidepressiva

Die gleichzeitige Anwendung von medizinischem Cannabis und Antidepressiva kann verschiedene Wechselwirkungen hervorrufen, die die Wirkung der Antidepressiva und des Cannabis beeinflussen. Diese Effekte sind individuell unterschiedlich und hängen sowohl von der Art des Antidepressivums als auch von der Dosierung und Form des Cannabis-Präparats ab.

Einige Patienten und Patientinnen berichten, dass Cannabis in Kombination mit Antidepressiva, insbesondere THC-haltigen Präparaten, zu verstärkter Müdigkeit oder einer erhöhten sedierenden Wirkung führen kann. Dies tritt häufig bei trizyklischen Antidepressiva (wie Amitriptylin oder Nortriptylin) und SSRI (selektiven Serotonin-Wiederaufnahmehemmern wie Fluoxetin, Sertralin oder Escitalopram) auf. Da THC ebenso wie einige Antidepressiva beruhigende Effekte hat, kann diese verstärkte Sedierung die Wachsamkeit beeinträchtigen. Das kann bei Aktivitäten wie Autofahren oder dem Bedienen schwerer Maschinen problematisch sein.

In anderen Fällen kann Cannabis die Wirkung von Antidepressiva abschwächen, da Cannabis die Serotonin-Wiederaufnahme beeinflussen kann, was besonders bei SSRI relevant ist. Diese Wechselwirkungen entstehen durch die Wirkung von Cannabis auf den Serotonin-Haushalt im Gehirn. Die Wirkung kann dadurch unvorhersehbar werden, und eine engmaschige ärztliche Überwachung ist sinnvoll, um sicherzustellen, dass die gewünschten antidepressiven Effekte erhalten bleiben.

Zusätzlich kann es in seltenen Fällen zu einem erhöhten Risiko für das Serotonin-Syndrom kommen, das entsteht, wenn der Serotonin-Spiegel im Gehirn zu hoch ist. Dies kann Symptome wie Unruhe, Verwirrtheit, erhöhte Herzfrequenz, Schwitzen und Zittern verursachen und im Extremfall lebensbedrohlich werden. Obwohl Cannabis allein selten das Serotonin-Syndrom auslöst, könnte das Risiko in Kombination mit SSRI erhöht sein. Darum ist eine engmaschige **ärztliche Überwachung** notwendig, vor allem in den ersten Wochen der kombinierten Therapie.

Um diese potenziellen Wechselwirkungen zu minimieren, ist eine schrittweise Anpassung der Dosierung hilfreich. Besonders THC-haltige Präparate sollten nach dem **Start-low-go-slow-Prinzip** eingenommen werden, sodass die Dosis langsam erhöht wird und die Verträglichkeit sichergestellt ist.

Menschen, die empfindlich auf THC reagieren, können gegebenenfalls auf **CBD-reiche Präparate** umsteigen, die angstlindernd wirken und die Serotonin-Regulation unterstützen, ohne die psychoaktiven Effekte von THC hervorzurufen.

Schmerzmittel

Die Kombination von medizinischem Cannabis mit Schmerzmitteln wie Opioiden oder NSAR (Nicht steroidalen Antirheumatika) bietet potenzielle Vorteile, insbesondere für Personen, die eine langfristige Schmerztherapie benötigen. Cannabis, insbesondere die Cannabinoide THC und CBD, kann die schmerzlindernde Wirkung dieser Medikamente verstärken. In vielen Fällen benötigen Patientinnen und Patienten durch die Kombinationstherapie geringere Dosen herkömmlicher Schmerzmittel. Das ist bei langfristiger Anwendung hilfreich, um Nebenwirkungen und das Risiko einer Abhängigkeit zu reduzieren.

Opioide

Ein entscheidender Vorteil liegt darin, dass die beiden Substanzen zusammen oft eine stärkere Schmerzreduktion bewirken als jede für sich allein. Das kann für Menschen, die auf hohe Opioid-Dosen angewiesen sind, eine spürbare Erleichterung sein, da geringere Opioid-Mengen erforderlich sind. Dadurch nehmen Nebenwirkungen wie Übelkeit, Verstopfung und Sedierung ab. Darüber hinaus senkt eine reduzierte Opioid-Dosis das Risiko einer körperlichen Abhängigkeit – ein erheblicher Vorteil für Personen, die bei chronischen Schmerzen auf Langzeittherapien angewiesen sind und nach Alternativen suchen, die dennoch eine wirksame Schmerzkontrolle bieten.

FALLBEISPIEL *Cannabis bei Rheumatoider Arthritis*

Frau Müller (Name fiktiv), 68 Jahre alt, wird seit sieben Jahren wegen einer fortgeschrittenen Rheumatoiden Arthritis behandelt. Ihre Symptome umfassen starke Gelenkschmerzen, Steifigkeit und erhebliche Bewegungseinschränkungen. Zusätzlich leidet sie an einer chronischen Schlaflosigkeit, die durch nächtliche

Schmerzspitzen verstärkt wird. Trotz der Einnahme von entzündungshemmenden Medikamenten, Schmerzmitteln und Corticosteroiden verschlechtern sich ihre Symptome, und die Nebenwirkungen der Medikamente beeinträchtigen ihre Lebensqualität zunehmend. Frau Müller hat eine Reihe von Therapien ausprobiert, darunter NSAR (Nicht steroidale Antirheumatika), Steroide und krankheitsmodifizierende Antirheumatika (DMARD). Aufgrund der fortgeschrittenen Erkrankung wurden ihr auch Opioide zur Schmerzbehandlung verschrieben. Diese führten jedoch zu Nebenwirkungen wie Magenbeschwerden und Verstopfung. Außerdem hat sie den Eindruck, dass ihre Schlafstörungen und die ständigen Schmerzen ihre psychische Gesundheit negativ beeinflussen.

Frau Müller bespricht ihre Situation mit ihrem behandelnden Rheumatologen. Sie schildert, dass die aktuellen Medikamente nicht ausreichend wirksam sind und sie durch die Schmerzen und Schlafprobleme in ihrem Alltag stark eingeschränkt ist. Zudem äußert sie Bedenken bezüglich der Nebenwirkungen der bisherigen Medikamente. Sie fragt ihren Facharzt nach alternativen oder ergänzenden Therapien, insbesondere, ob die Möglichkeit einer Behandlung mit medizinischem Cannabis besteht.

Der Rheumatologe erklärt Frau Müller die potenziellen Vorteile und Risiken einer ergänzenden Therapie mit Cannabis-haltigen Präparaten. Bevor jedoch eine Verschreibung erfolgen kann, sollte ein Kostenübernahmeantrag bei der Krankenkasse gestellt werden. Der Arzt informiert Frau Müller darüber, dass er dazu detaillierte Unterlagen einreichen muss, darunter Angaben zur Krankheitsgeschichte sowie zu bisherigen Therapieversuchen und die Begründung, warum eine Cannabis-Therapie als medizinisch notwendig und sinnvoll erachtet wird. Der Kostenübernahmeantrag enthält zudem Informationen über die geplante Dosierung und das zu verwendende Präparat. Die Krankenkasse prüft den Antrag sorgfältig in Zusammenarbeit mit dem Medizinischen Dienst. Dieser kontrolliert, ob alle Voraussetzungen für eine Therapie mit medizinischem Cannabis erfüllt sind, und gibt eine

Empfehlung zur Kostenübernahme ab. Frau Müller wird darauf hingewiesen, dass die Bearbeitung des Antrags einige Wochen in Anspruch nehmen kann.

Nach etwa vier Wochen erhält Frau Müller die Rückmeldung ihrer Krankenkasse. Der Antrag auf Kostenübernahme wurde nach positiver Prüfung durch den Medizinischen Dienst genehmigt. Damit ist der Weg für eine ergänzende Therapie mit Cannabis-haltigen Präparaten frei. Der Rheumatologe stellt daraufhin Rezepte für zwei ausgewogene Präparate aus, die sowohl THC als auch CBD enthalten, um die Schmerzlinderung und die entzündungshemmende Wirkung optimal zu nutzen. Das erste Präparat ist für tagsüber, das zweite Präparat speziell für die Nacht. Die Dosierung wird niedrig gewählt, um die Verträglichkeit zu testen und mögliche Nebenwirkungen gering zu halten. Zusätzlich erhält Frau Müller eine Anleitung zur sicheren Anwendung des Medikaments, inklusive Informationen über mögliche Nebenwirkungen und Vorsichtsmaßnahmen.

Frau Müller beginnt die Einnahme der verordneten Cannabis-Präparate in Form von oral einzunehmenden Vollspektrum-Extrakten. Der Facharzt legt einen festen Zeitplan für die Einnahme fest, beginnend mit einer niedrigen Dosis, die schrittweise gesteigert werden kann. Nach den ersten zwei Wochen kehrt Frau Müller zur Kontrolluntersuchung in die Praxis zurück. Sie berichtet, dass sie sich etwas besser fühle. Insbesondere habe sich ihre Schlafqualität verbessert, und die Schmerzspitzen seien nicht mehr so intensiv. Es träten jedoch leichte Schwindelgefühle auf. Der Arzt rät, die Dosierung minimal zu reduzieren und sich weiterhin an den Einnahmeplan zu halten.

In den folgenden Wochen und Monaten besucht Frau Müller ihren Rheumatologen regelmäßig, um die Wirkung und Verträglichkeit der Therapie zu besprechen. Der Arzt überprüft die Dosis, um eine optimale Balance zwischen Schmerzlinderung und Nebenwirkungen zu finden. Nach einigen Monaten berichtet Frau Müller über eine signifikante Verbesserung ihrer Lebensqualität: Die Gelenkschmerzen sind deutlich reduziert, sie kann sich wieder besser bewegen und ihre Schlafprobleme haben sich größtenteils aufgelöst. Zudem konnte die Dosis der Opioide reduziert werden, wodurch sich Nebenwirkungen wie z. B. Magenbeschwerden besserten.

Die ergänzende Therapie mit Cannabis-haltigen Präparaten hat bei Frau Müller zu einer deutlichen Linderung ihrer Symptome geführt. Durch die sorgfältige Prüfung durch den Arzt sowie die regelmäßige Betreuung konnte die Therapie sicher durchgeführt und an ihre individuellen Bedürfnisse angepasst werden. Obwohl Cannabis nicht die Grunderkrankung geheilt hat, hat es die Lebensqualität von Frau Müller erheblich verbessert und ihr geholfen, den Alltag trotz ihrer chronischen Erkrankung besser zu bewältigen.

NSAR

Auch bei NSAR wie Ibuprofen und Naproxen kann Cannabis unterstützend wirken. Da NSAR für ihre entzündungshemmenden Eigenschaften bekannt sind und häufig bei entzündungsbedingten Schmerzen Anwendung finden, kann die zusätzliche Einnahme von Cannabis helfen, die Dosis dieser Mittel zu senken und die Belastung für Magen, Leber und Nieren zu reduzieren. Nebenwirkungen wie Magenreizungen oder Blutungsrisiken werden somit minimiert.

Trotz dieser Vorteile ist eine **ärztliche Überwachung** bei jeder Dosisanpassung essenziell. Der Arzt oder die Ärztin kann so die Wirkung und eventuelle Nebenwirkungen der Schmerzkombinationstherapie sorgfältig überwachen, um sicherzustellen, dass eine wirksame Schmerzlinderung aufrechterhalten bleibt. Eine regelmäßige Kontrolle ermöglicht es zudem, die Therapie individuell anzupassen und eine optimale Balance zwischen Schmerzkontrolle und möglichen Nebenwirkungen zu finden.

Antiepileptika
Bei der Kombination von medizinischem Cannabis, insbesondere CBD, mit Antiepileptika wie Clobazam besteht ein erhöhtes Risiko für Wechselwirkungen. CBD kann die Enzyme in der Leber beeinflussen, die für den Abbau von Clobazam verantwortlich sind. Das hat zur Folge, dass das Medikament langsamer abgebaut wird und dass somit seine Konzentration im Blut steigt. Diese erhöhte Konzentration kann sowohl die erwünschte antiepileptische Wirkung verstärken als auch zu unerwünschten Nebenwirkungen wie Schläfrigkeit, Schwindel und Koordinationsproblemen führen.

Um diese Effekte zu kontrollieren und die Sicherheit der Therapie zu gewährleisten, ist eine regelmäßige **Überwachung des Medikamentenspiegels** im Blut notwendig. Durch die Bestimmung der Clobazam-Konzentration kann die Ärztin bzw. der Arzt feststellen, ob eine Anpassung der Dosierung erforderlich ist, um das Gleichgewicht zwischen einer effektiven Epilepsiebehandlung und der Minimierung von Nebenwirkungen zu wahren.

Da CBD zusätzlich sedierende Eigenschaften besitzt, kann es bei einigen Patienten und Patientinnen zu einer sich aufsummierenden Wirkung kommen, die Müdigkeit oder eine verstärkte Schläfrigkeit hervorruft. Daher ist es besonders wichtig, dass die behandelnde Ärztin oder der behandelnde Arzt über alle verabreichten Medikamente informiert ist und **engmaschig überwacht**, wie der Körper auf die Kombination reagiert. In einigen Fällen kann es notwendig sein, die Dosis von Clobazam oder CBD zu senken, um eine sichere und wirksame Therapie sicherzustellen.

Wann sollte man von der Cannabis-Therapie absehen?

Eine Therapie mit medizinischem Cannabis kann in vielen Fällen eine wertvolle Ergänzung oder Alternative zu herkömmlichen Behandlungen sein. Dennoch gibt es bestimmte Situationen, in denen eine solche Therapie nicht die richtige Wahl ist und davon abgeraten wird. Die Risiken und potenziellen Nebenwirkungen müssen sorgfältig abgewogen werden, um die Sicherheit des Patienten bzw. der Patientin zu gewährleisten.

Schwangerschaft und Stillzeit

Während der Schwangerschaft und Stillzeit sollte auf die Einnahme von Cannabis verzichtet werden. Die Wirkstoffe, insbesondere THC, können die Blut-Hirn-Schranke des ungeborenen Kindes überwinden und dessen neurologische Entwicklung beeinflussen. Studien haben gezeigt, dass der Konsum von Cannabis in der Schwangerschaft mit einem erhöhten Risiko für Entwicklungsstörungen, niedrigem Geburtsgewicht und Verhaltensproblemen beim Kind verbunden sein kann. Auch während der Stillzeit wird von Cannabis abgeraten, da THC über die Muttermilch in den Körper des Säuglings gelangen kann. Die möglichen Auswirkungen auf die Entwicklung des Kindes sind bisher nicht ausreichend erforscht. Deshalb sollte aus Vorsichtsgründen auf eine Cannabis-Therapie in dieser sensiblen Phase verzichtet werden.

Psychische Vorerkrankungen

Menschen mit schweren psychischen Erkrankungen wie Schizophrenie, Psychosen oder schweren Angststörungen sollten vorsichtig sein, wenn es um den Einsatz von Cannabis geht. THC kann psychotische Episoden auslösen oder verstärken, da es das Gleichgewicht der Neurotransmitter (Signalmoleküle, die zwischen Nerven ausgetauscht werden) im Gehirn beeinflusst. Studien haben gezeigt, dass der Konsum von THC-haltigem Cannabis bei Menschen mit einer Veranlagung zu psychotischen Störungen das Risiko für akute Schübe erhöht. Für Personen, die an solchen Erkrankungen leiden, ist die Nutzung von CBD-reichen Präparaten eine mögliche Alternative, da CBD antipsychotische und angstlösende Eigenschaften besitzt. Dennoch sollten CBD-Produkte nur unter strenger ärztlicher Überwachung eingesetzt werden, um mögliche Risiken zu minimieren und die Wirkung kontinuierlich zu überwachen.

Herz-Kreislauf-Erkrankungen

Cannabis, insbesondere THC, hat eine direkte Auswirkung auf das Herz-Kreislauf-System. Es kann den Herzschlag erhöhen und den Blutdruck beeinflussen. Das kann bei bestehenden Herz-Kreislauf-Erkrankungen problematisch sein. Bei Herzrhythmusstörungen, Bluthochdruck, Koronarer Herzkrankheit oder nach einem Herzinfarkt kann eine zu hohe Dosis von THC das Risiko für Komplikationen erhöhen. In einigen Fällen wurden nach dem Konsum von Cannabis Herzrhythmusstörungen oder sogar Herzinfarkte beobachtet. Daher ist bei diesen Patienten und Patientinnen eine sorgfältige Nutzen-Risiko-Abwägung erforderlich. Wenn eine Cannabis-Therapie dennoch in Erwägung gezogen wird, sollte sie unter strenger ärztlicher Aufsicht erfolgen. Dabei sollte die Dosierung niedrig gehalten und der Zustand des Patienten bzw. der Patientin engmaschig überwacht werden.

Überempfindlichkeit

Manche Menschen reagieren empfindlich auf Cannabis und können allergische Reaktionen oder Unverträglichkeiten entwickeln. Symptome einer Überempfindlichkeit können Hautausschläge, Juckreiz, Atembeschwerden, Übelkeit oder Magen-Darm-Beschwerden sein. In seltenen Fällen kann es auch zu einer anaphylaktischen Reaktion kommen, die einen medizinischen Notfall darstellt. Sollte die Patientin oder der Patient solche Symptome bemerken, muss die Therapie sofort abgebrochen und ein Arzt bzw. eine Ärztin konsultiert werden. Eine gründliche allergologische Abklärung kann helfen, die Ursachen der Überempfindlichkeit herauszufinden und gegebenenfalls alternative Therapien zu finden.

Sorgfältige Nutzen-Risiko-Abwägung

Die Therapie mit medizinischem Cannabis sollte stets darauf abzielen, eine Verbesserung der Lebensqualität zu erreichen. Deshalb ist es wichtig, dass der behandelnde Arzt oder die behandelnde Ärztin gemeinsam mit der Patientin bzw. dem Patienten eine umfassende Nutzen-Risiko-Abwägung vornimmt. Bei einem erhöhten Risiko für die oben genannten Faktoren sollte besonders vorsichtig vorgegangen werden. Zudem ist eine kontinuierliche Überwachung der Therapie essenziell, um frühzeitig auf unerwünschte Wirkungen reagieren zu können. Nur wenn die positiven Effekte die möglichen Risiken überwiegen, sollte die Behandlung fortgesetzt werden.

Beschaffung und rechtliche Aspekte

Beschaffung von medizinischem Cannabis

Wie erhält man eine Verschreibung?

Um medizinisches Cannabis zu erhalten, ist eine ärztliche Verschreibung erforderlich. Der Weg dorthin kann komplex sein und erfordert einige sorgfältige Schritte. Insbesondere für Menschen mit schweren oder chronischen Krankheiten, bei denen herkömmliche Therapien nicht ausreichend wirken oder starke Nebenwirkungen verursachen, kann dieser Aufwand sich aber lohnen.

Der erste Schritt ist, einen geeigneten Facharzt bzw. eine geeignete Fachärztin zu finden. **Fachärzte und -ärztinnen** aus den Gebieten Schmerztherapie, Neurologie, Onkologie oder Palliativmedizin sind in der Regel am besten mit der Cannabis-Therapie und den entsprechenden Indikationen vertraut (siehe S. 52). Auch Hausarztpraxen können medizinisches Cannabis verschreiben, jedoch verfügen Fachärztinnen und Fachärzte meist über mehr Erfahrung bei der Behandlung spezifischer Erkrankungen.

Im nächsten Schritt wird der Arzt oder die Ärztin eine genaue **Diagnose** stellen und prüfen, ob eine Cannabis-Therapie sinnvoll ist. Dazu wird er oder sie die Krankengeschichte, die bisherigen Behandlungen sowie die aktuellen Symptome und Medikamente besprechen.

Sollte der Arzt bzw. die Ärztin eine Cannabis-Therapie als vorteilhaft einschätzen, erstellt er oder sie einen detaillierten **Therapieplan**. Dieser beinhaltet das Ziel der Therapie (z. B. Schmerzlinderung oder Schlafverbesserung), die Auswahl des Cannabis-Produkts (z. B. Blüten, Öle oder Kapseln) und die Dosierung sowie die Einnahmeform.

MEIN TIPP: **Leider gibt es in Deutschland nur wenige Fachärzte und -ärztinnen, die sich umfassend mit Cannabis-Medikation auskennen, da das Thema sehr komplex und zeitaufwendig ist. Daher ist es ratsam, dass Sie sich vorab selbst informieren und sich Gedanken über mögliche Darreichungsformen, Sorten und Therapieansätze machen. Unterstützung können Sie sich auch bei externen fachkundigen Stellen wie Sachverständigen für Cannabis-Medikation oder der Deutschen Cannabis Akademie holen, die mit Expertise beratend zur Seite stehen.**

Um die Kosten für medizinisches Cannabis über die Gesetzliche Krankenkasse erstattet zu bekommen, muss ein **Kostenübernahmeantrag** gestellt werden. Der Arzt bzw. die Ärztin reicht diesen Antrag bei der Krankenkasse ein, einschließlich des Therapieplans, der Diagnose und einer Begründung für die Notwendigkeit der Cannabis-Therapie. Zusätzlich werden Informationen zum bisherigen Verlauf der Erkrankung und zu den bis dahin verfolgten Therapien, die nicht ausreichend wirksam waren, übermittelt. Die Ärztin oder der Arzt gibt außerdem an, welche Cannabis-Sorten oder -Präparate geplant sind und wie sie dosiert werden sollen.

Für **privat Krankenversicherte** gelten andere Bedingungen. Sie sollten sich direkt an ihre private Krankenversicherung wenden. Da die Bedingungen für eine Kostenübernahme je nach Versicherung unterschiedlich sind, ist es wichtig, vorab zu klären, ob und unter welchen Umständen die Kosten für medizinisches Cannabis übernommen werden.

Die Krankenkasse entscheidet in der Regel innerhalb von drei bis fünf Wochen über den Antrag, in dringenden Fällen, insbesondere bei stationären Behandlungen, innerhalb von drei Tagen. Bei komplizierten Fällen kann der **Medizinische Dienst** (MD) hinzugezogen werden, um die medizinische Notwendigkeit der Therapie zu prüfen. Dabei wird überprüft, ob andere Therapieoptionen ausgeschöpft wurden und ob eine Cannabis-Therapie wirtschaftlich und zielführend ist.

Wird der **Antrag genehmigt**, stellt der Arzt bzw. die Ärztin das Rezept für medizinisches Cannabis aus, und die Kosten werden von der Krankenkasse übernommen. Es ist ratsam, eine Kopie der Kostenübernahmebestätigung stets mitzuführen, um sie in der Apotheke oder bei Kontrollen, etwa im Straßenverkehr, vorweisen zu können.

Sollte die Krankenkasse den **Antrag ablehnen**, erhält man eine schriftliche Begründung und hat die Möglichkeit, Widerspruch einzulegen. Dabei kann ärztliche Unterstützung oder rechtlicher Beistand hilfreich sein. Wird der Antrag auf Kostenübernahme abgelehnt, besteht des Weiteren die Möglichkeit, Cannabis-Präparate auf ein Selbstzahler-Rezept zu erhalten. In diesem Fall müssen die Kosten selbst getragen werden, die je nach Produkt und Dosierung variieren können. Der Arzt oder die Ärztin stellt in diesem Fall ein entsprechendes Rezept aus, mit dem die Patientin bzw. der Patient das Cannabis-Produkt in der Apotheke kaufen kann.

Nach Beginn der Therapie mit medizinischem Cannabis sind regelmäßige **Kontrolltermine** wichtig, in der Regel etwa einmal pro Monat. Der Arzt bzw. die Ärztin überprüft dabei die Wirkung und passt, falls nötig, die Dosierung oder das Produkt an. Es ist hilfreich, eine Verlaufsdokumentation zu führen, in der man seine Erfahrungen und mögliche Nebenwirkungen festhält.

MEIN TIPP: **Besonderes Augenmerk sollte auf die ordentliche Dokumentation gelegt werden. Nutzen Sie ein Selbstzahler-Rezept, ist es wichtig, dass alle relevanten Unterlagen wie fachärztliche Bescheinigungen, Medikamentenplan und aktuelle Rezepte stets sauber dokumentiert sind. Behörden, Berufsgenossenschaften und Arbeitgeber schauen in solchen Fällen oft genauer hin.**

Extra: Checkliste für den Kostenübernahmeantrag zur Cannabis-Therapie

Diese Checkliste soll Ihnen dabei helfen, den Kostenübernahmeantrag bei der Krankenkasse möglichst vollständig und erfolgreich zu stellen. Eine gründliche Vorbereitung ist wichtig, um die Anforderungen zu erfüllen und eine bestmögliche Entscheidung zu erhalten.

Schritt 1: Vorbereitung

- Informieren Sie sich über medizinisches Cannabis: Bevor Sie Ihren Arzt bzw. Ihre Ärztin aufsuchen, sollten Sie sich über die verschiedenen Darreichungsformen und Sorten informieren. Empfehlenswerte Quellen für einen Überblick über therapeutische Ansätze sind die Deutsche Cannabis Akademie und die Apotheken Umschau (siehe S. 165).
- Dokumentieren Sie Ihren Krankheitsverlauf: Sammeln Sie alle medizinischen Dokumente, die Ihren Krankheitsverlauf und bisherige Therapien dokumentieren. Dazu gehören
  - Arztberichte,
  - Medikationspläne,
  - Rehabilitationsberichte sowie
  - Befunde und Diagnosen.
- Recherchieren Sie infrage kommende Fachärztinnen und -ärzte: Es ist wichtig, einen Arzt bzw. eine Ärztin zu finden, der/die sich mit der Cannabis-Medikation auseinandersetzen möchte.

Schritt 2: Arztbesuch und Antragstellung

- Bereiten Sie sich auf das Arztgespräch vor: Notieren Sie sich Ihre Fragen und Erwartungen bezüglich der Cannabis-Therapie. Informieren Sie Ihre Ärztin bzw. Ihren Arzt über Ihre bisherigen Behandlungen und warum Sie eine Cannabis-Therapie in Betracht ziehen.
- Besorgen Sie sich ein Antragsformular und einen Arztfragebogen: Ihr Arzt bzw. Ihre Ärztin muss einen speziellen Fragebo-

gen für den Kostenübernahmeantrag ausfüllen. Die aktuellste Version finden Sie auf der Website des GKV-Spitzenverbands. Ein Beispiel, wie solch ein Fragebogen ausgefüllt werden muss, ist dem Anhang beigefügt (siehe S. 168).

- Stellen Sie gemeinsam mit Ihrer Ärztin oder Ihrem Arzt folgende Informationen zusammen:
  - Diagnose: exakte medizinische Diagnose und Schwere der Erkrankung;
  - vorbestehende Therapien: Dokumentation der bisherigen medikamentösen und nicht medikamentösen Therapien einschließlich der Gründe, warum diese Therapien nicht ausreichend oder verträglich waren;
  - Behandlungsplan: Darstellung der geplanten Cannabis-Therapie inklusive Darreichungsform, Dosierung und erwartetem Nutzen;
  - Therapieziele: klare Beschreibung der Therapieziele, beispielsweise Schmerzlinderung, Verbesserung der Lebensqualität oder Linderung spezifischer Symptome.
- Füllen Sie gemeinsam mit Ihrem Arzt bzw. Ihrer Ärztin den Kostenübernahmeantrag aus: Füllen Sie den Fragebogen und den Antrag sorgfältig aus. Achten Sie darauf, dass alle relevanten Informationen enthalten sind, denn fehlende Angaben können zu Verzögerungen oder Ablehnung führen.
- Lassen Sie sich eine ärztliche Bescheinigung, in der der Nutzen der Cannabis-Therapie dargelegt wird, und Atteste ausstellen.

Schritt 3: Wichtige Unterlagen für den Antrag

- Medizinische Unterlagen: Erstellen Sie Kopien aller ärztlichen Befunde und Dokumentationen.
- Medikationsplan: Fügen Sie einen aktuellen Medikationsplan einschließlich aktueller und früherer Behandlungen bei.
- Kopie des Arztfragebogens: Dokumentieren Sie alle Angaben des Arztes oder der Ärztin, um sie der Krankenkasse vorzulegen.

- Patientenerklärung: Füllen Sie, falls erforderlich, eine Patientenerklärung aus, in der Sie der Krankenkasse die Einsicht in Ihre medizinischen Daten erlauben.
- Dokumente zur Vorlage beim Medizinischen Dienst: Da der Medizinische Dienst (MD) den Antrag oftmals prüft, sollte der Arztfragebogen detailliert und präzise sein. Lassen Sie Ihre Ärztin bzw. Ihren Arzt alle Informationen angeben, die der MD benötigt, um den Nutzen der Cannabis-Therapie einzuschätzen.
- Einwilligungserklärung: Stellen Sie sicher, dass Ihre Einwilligungserklärung für die Krankenkasse korrekt ausgefüllt ist.

Schritt 4: Nach Einreichung des Antrags

- Reaktionszeit der Krankenkasse: Nach Einreichung hat die Krankenkasse eine Frist von drei bis fünf Wochen, um über den Antrag zu entscheiden. Bei einer Stationären Versorgung beträgt die Frist drei Tage.
- Medizinischer Dienst: Der MD wird den Antrag in der Regel prüfen. Seien Sie darauf vorbereitet, dass der MD zusätzliche Informationen oder Unterlagen anfordern kann. Halten Sie daher stets Kopien aller eingereichten Unterlagen bereit.
- Reaktion auf Ablehnung: Sollte der Antrag abgelehnt werden, haben Sie das Recht, Widerspruch einzulegen. In diesem Fall kann eine zusätzliche ärztliche Stellungnahme hilfreich sein.

Diese Checkliste soll Ihnen und Ihrem behandelnden Arzt bzw. Ihrer behandelnden Ärztin dabei helfen, den Antrag auf Kostenübernahme für eine Cannabis-Therapie strukturiert und vollständig vorzubereiten. Je genauer und umfangreicher der Antrag ist, desto größer ist die Wahrscheinlichkeit einer positiven Entscheidung der Krankenkasse.

Weitere Informationsquellen zur Verschreibung von medizinischem Cannabis finden Sie im Anhang (siehe S. 160).

Kostenübernahme durch die Krankenkasse

Das Medizinische Cannabisgesetz (MedCanG) hat die Nutzung von Cannabis zu medizinischen Zwecken in Deutschland erheblich vereinfacht. Es schafft einen klaren rechtlichen Rahmen und legt die Bedingungen für die Verschreibung, den Zugang und die Kostenübernahme fest. Dieses Gesetz ist besonders wichtig für Menschen, die unter schweren, chronischen Erkrankungen leiden, bei denen herkömmliche Therapien nicht ausreichend sind oder starke Nebenwirkungen haben.

Ein Arzt oder eine Ärztin darf Cannabis verschreiben, wenn alle folgenden **Voraussetzungen** erfüllt sind:

1. **Es liegt eine schwere Erkrankung vor:** Dazu zählen beispielsweise chronische Schmerzen, Multiple Sklerose, Übelkeit durch Chemotherapie, HIV-Infektion/AIDS, Epilepsie und neurologische Erkrankungen.
2. **Andere Therapieoptionen sind ausgeschöpft:** Der Arzt oder die Ärztin muss darlegen, dass herkömmliche Medikamente nicht ausreichend wirken oder unerträgliche Nebenwirkungen verursachen.
3. **Es besteht Aussicht auf positive Wirkung:** Die Therapie muss darauf abzielen, die Symptome zu lindern oder die Lebensqualität zu verbessern. Dies kann beispielsweise die Linderung von Schmerzen und Übelkeit oder die Verbesserung des Appetits sein.

Eines der zentralen Themen des MedCanG ist die Frage der **Kostenübernahme** durch die gesetzliche Krankenversicherung (GKV). Wer Cannabis als Kassenleistung erhalten möchte, sollte gemeinsam mit dem behandelnden Arzt oder der behandelnden Ärztin einen Kostenübernahmeantrag bei der Krankenkasse einreichen. In komplexen Fällen kann die Krankenkasse den Medizinischen Dienst (MD) einschalten, um die Notwendigkeit und Eignung der Therapie zu überprüfen. Die Krankenkasse entscheidet in der

Regel innerhalb von drei bis fünf Wochen über den Antrag. Bei schwer erkrankten Personen, die eine stationäre Behandlung erhalten, muss innerhalb von drei Tagen entschieden werden.

MEIN TIPP: **Seit 2024 gibt es zudem die Möglichkeit, dass Fachärztinnen und -ärzte für Schmerztherapie oder Palliativmedizin von der Genehmigungspflicht ausgenommen sind. Das bedeutet, dass sie in bestimmten Fällen direkt eine Verordnung ausstellen können, ohne auf die Genehmigung der Krankenkasse warten zu müssen. Dies ist besonders wichtig, da eine schnelle Linderung für Schwerkranke oft von großer Bedeutung ist.**

Wenn die Krankenkasse den Kostenübernahmeantrag ablehnt und die Kosten nicht übernommen werden, besteht die Möglichkeit, Cannabis auf **Selbstzahler-Rezepte** zu erhalten. Die Patientin bzw. der Patient muss die Kosten dann selbst tragen, die je nach Produkt und Dosierung stark variieren können. Diese Option wird jedoch von vielen nur als letztes Mittel in Anspruch genommen, da Cannabis-Produkte teuer sein können.

Tipps zur Auswahl von Apotheken und Produkten

Ärztinnen und Ärzte haben die Möglichkeit, getrocknete Cannabis-Blüten oder Extrakte zu verschreiben. Diese Präparate unterliegen strengen Qualitätsstandards und müssen über Apotheken bezogen werden. Der THC- und CBD-Gehalt variiert je nach Produkt, und der Arzt oder die Ärztin wählt die geeignete Sorte auf Basis der Erkrankung und der individuellen Patientenbedürfnisse aus.

FALLBEISPIEL *Cannabis bei Morbus Parkinson*

Bei Herrn Schmidt (Name fiktiv), einem 68-jährigen ehemaligen Lehrer, wurde vor fünf Jahren die Parkinson-Krankheit diagnostiziert. Sie hat bei ihm zu einem fortschreitenden Zittern, Muskelsteifigkeit und Schwierigkeiten bei der Bewegungskoordination geführt. Herr Schmidt leidet nicht nur unter den motorischen

Symptomen, sondern zunehmend auch unter Schlafproblemen und depressiven Verstimmungen. Trotz der regelmäßigen Einnahme seiner Parkinson-Medikamente erlebt er Phasen, in denen die Symptome besonders belastend sind. Seine Lebensqualität ist stark eingeschränkt, und einfache Alltagsaufgaben werden immer schwieriger. In den letzten Monaten hat sich Herrn Schmidts Zustand verschlechtert. Er hat nun vermehrte Bewegungsblockaden (Freezing) und anhaltende Schmerzen in Muskeln und Gelenken. Aufgrund der zunehmenden Symptome beschließt er, mit seinem Neurologen über alternative Therapieoptionen zu sprechen. Der Facharzt empfiehlt eine ergänzende Therapie mit Cannabis-haltigen Präparaten, um die Muskelsteifigkeit zu lindern, den Schlaf zu verbessern und das allgemeine Wohlbefinden zu steigern.

Bevor Herr Schmidt medizinisches Cannabis erhalten kann, sollte ein Kostenübernahmeantrag bei der Krankenkasse gestellt werden. Sein Facharzt erstellt einen detaillierten Bericht, der die bisherigen Therapieversuche, den aktuellen Gesundheitszustand, die erwarteten Vorteile der Cannabis-Therapie und den medizinischen Nutzen dokumentiert. Dieser Bericht wird zusammen mit dem Antrag an die Krankenkasse gesendet. Die Krankenkasse leitet den Antrag an den Medizinischen Dienst weiter, der den Fall prüft. Dabei wird beurteilt, ob eine ergänzende Therapie mit Cannabis gerechtfertigt ist und ob andere Therapieoptionen bereits ausgeschöpft sind. Nach einer umfassenden Bewertung des Falles gibt der Medizinische Dienst eine Empfehlung an die Krankenkasse ab.

Nachdem der Antrag genehmigt wurde, erhält Herr Schmidt eine Verschreibung für zwei Cannabis-Präparate in Form von Vollspektrum-Extrakten, die sowohl THC als auch CBD enthalten. Die Kombination soll nicht nur die Muskelsteifigkeit und die Schmerzen lindern, sondern auch seine Schlafprobleme und Stimmungsschwankungen verbessern. In den ersten Wochen der Therapie beginnt Herr Schmidt, die Tropfen in niedriger Dosierung einzunehmen, um mögliche Nebenwirkungen zu minimieren. Unter regelmäßiger ärztlicher Überwachung wird die Dosis schrittweise erhöht, bis eine optimale Wirkung erreicht wird. Nach einigen Monaten berichtet Herr Schmidt von einer deutlichen Verbesserung seiner Muskelsteifigkeit und einer Zunahme seiner Beweglichkeit. Auch seine Schlafqualität hat sich verbessert, was wiederum positive Auswirkungen auf seine Stimmung hat.

Durch die ergänzende Cannabis-Therapie in Kombination mit seiner bisherigen Medikation kann Herr Schmidt eine deutliche Steigerung seiner Lebensqualität erreichen. Der Erfolg der Therapie zeigt, dass medizinisches Cannabis in bestimmten Fällen eine wirksame Unterstützung zur Linderung der Symptome bei Parkinson-Krankheit sein kann.

Die Auswahl einer Apotheke und der richtigen Cannabis-Produkte ist ein entscheidender Schritt für eine erfolgreiche Therapie mit medizinischem Cannabis. Da sich Qualität und Verfügbarkeit der Produkte sowie die Beratung in den Apotheken stark unterscheiden können, ist es wichtig, einige zentrale Punkte zu beachten, um die besten Ergebnisse zu erzielen.

Spezialisierte Apotheken finden

Nicht alle Apotheken führen medizinisches Cannabis, und nicht jede Apotheke hat die notwendige Erfahrung im Umgang mit Cannabis-Produkten. Deshalb ist es ratsam, eine Apotheke zu wählen, die sich auf Cannabis-Medikation spezialisiert hat oder über erfahrenes Fachpersonal verfügt. Solche Apotheken bieten eine umfassendere Beratung, auch in Bezug auf die verschiedenen Sorten, die unterschiedlichen Darreichungsformen und deren Anwendungsmöglichkeiten.

MEIN TIPP: **Viele Apotheken, die sich auf Cannabis spezialisiert haben, sind in Apothekenverzeichnissen für Cannabis-Medikation zu finden (****siehe S. 166****). Eine Recherche im Internet oder durch die behandelnde Ärztin oder den behandelnden Arzt kann Ihnen helfen, eine passende Apotheke zu finden.**

Qualität der Produkte

Cannabis-Produkte müssen strengen Qualitätsstandards entsprechen, um als Arzneimittel zugelassen zu werden. Dennoch gibt es Unterschiede in der Qualität, abhängig von der Herkunft, der Verarbeitung und der Lagerung der Produkte. Wichtig ist es, darauf zu achten, dass die Produkte aus zertifizierten Anbauquellen stammen und regelmäßig auf ihren Gehalt an THC, CBD und anderen Cannabinoiden sowie auf Schadstoffe getestet werden.

MEIN TIPP: **Fragen Sie in der Apotheke gezielt nach der Herkunft der Cannabis-Produkte und ob diese regelmäßig auf Verunreinigungen wie Pestizide, Schimmel oder Schwermetalle geprüft werden. Eine Apotheke, die auf Qualität setzt, wird solche Informationen transparent bereitstellen.**

Sortiment und Verfügbarkeit

Da Cannabis-Produkte aus unterschiedlichen Sorten und in verschiedenen Formen erhältlich sind (Blüten, Öle, Kapseln oder Tinkturen), ist es wichtig, eine Apotheke zu wählen, die ein breites Sortiment führt und die Produkte regelmäßig verfügbar hat. Manche Sorten sind besser geeignet für bestimmte Beschwerden, z. B. Blüten mit hohem CBD-Gehalt zur Linderung von Entzündungen oder THC-reiche Blüten bei chronischen Schmerzen.

MEIN TIPP: **Sie sollten vorab klären, ob die Apotheke die von Ihrem Arzt oder Ihrer Ärztin verschriebenen Produkte vorrätig hat oder ob sie nachbestellt werden müssen. Gerade bei chronischen Erkrankungen ist es wichtig, eine kontinuierliche Versorgung sicherzustellen.**

Beratung und Service

Eine gute Beratung ist entscheidend für den Therapieerfolg. Die Apotheke sollte nicht nur über die verschiedenen Produkte informieren, sondern auch Hinweise zur richtigen Anwendung und Dosierung geben. Das Apothekenpersonal sollte in der Lage sein, über mögliche Wechselwirkungen mit anderen Medikamenten und über die richtige Lagerung der Produkte zu informieren. Eine Apotheke mit gut geschultem Personal wird auch dabei helfen, den Patienten bzw. die Patientin im Rahmen der Kostenübernahme oder der Selbstzahlung bestmöglich zu unterstützen.

MEIN TIPP: **Achten Sie darauf, ob die Apotheke zusätzlich Informationsmaterial oder einen Service zur regelmäßigen Nachbestellung anbietet. Manche Apotheken bieten sogar eine Lieferung nach Hause an. Das kann für Schwerkranke eine wertvolle Unterstützung sein.**

Preis und Kostenübernahme

Die Preise für medizinisches Cannabis können stark variieren abhängig von der Sorte, der Darreichungsform und der Apotheke. Wenn die Krankenkasse die Kosten übernimmt, sollte darauf geachtet werden, dass die Apotheke korrekt abrechnet. Für Selbstzahlende ist es hilfreich, sich vorab über die Preise in verschiedenen Apotheken zu informieren, da diese teilweise sehr unterschiedlich sein können.

MEIN TIPP: **Einige Apotheken bieten Rabatte oder günstigere Konditionen für Personen an, die regelmäßig größere Mengen benötigen. Es lohnt sich, verschiedene Angebote zu vergleichen und die Apotheke gezielt nach möglichen Preisvorteilen zu fragen.**

Diskretion und Datenschutz

Viele Patientinnen und Patienten legen großen Wert auf Diskretion bei der Versorgung mit medizinischem Cannabis. Seriöse Apotheken gewährleisten einen diskreten Service, der die Privatsphäre der Patienten und Patientinnen schützt und sicherstellt, dass die sensiblen Daten vertraulich behandelt werden.

MEIN TIPP: **Fragen Sie die Apotheke nach ihren Datenschutzrichtlinien und ob sie eine diskrete Lieferung der Medikamente anbietet.**

Empfehlungen und Erfahrungsberichte
Oft kann es hilfreich sein, sich über die Erfahrungen anderer zu informieren, die bereits mit medizinischem Cannabis behandelt werden. Empfehlungen von anderen Patienten und Patientinnen oder Erfahrungsberichte in Patientenforen können wertvolle Hinweise auf Apotheken und Produkte geben, die qualitativ hochwertig und zuverlässig sind.

MEIN TIPP: **Nutzen Sie Online-Patientengruppen oder -Foren, um Empfehlungen für Apotheken in Ihrer Region zu erhalten. Auch Ärztinnen und Ärzte oder Fachorganisationen wie die Deutsche Cannabis Akademie bieten Listen von vertrauenswürdigen Apotheken an.**

Aktuelle rechtliche Situation und Änderungen

Um das Thema der aktuellen rechtlichen Situation und bevorstehenden Änderungen in Bezug auf medizinisches Cannabis in Deutschland ausführlicher zu erklären, ist es notwendig, sowohl die relevanten Gesetze als auch die Entwicklungen im rechtlichen Rahmen zu beleuchten.

Verschreibung und Kostenübernahme

Seit der Einführung des Cannabis-als-Medizin-Gesetzes (MedCanG) im März 2017 haben Patienten und Patientinnen unter bestimmten Voraussetzungen das Recht, medizinisches Cannabis auf Rezept zu erhalten. Dieses Gesetz stellt sicher, dass Schwerkranke medizinisches Cannabis von ihrem Arzt oder ihrer Ärztin verschrieben bekommen können, wenn andere Behandlungsmöglichkeiten nicht ausreichend waren. Die Kostenübernahme durch die Krankenkassen wird in vielen Fällen ermöglicht. Jedoch unterliegt diese Entscheidung strengen Kriterien und der medizinischen Notwendigkeit.

Mit dem **MedCanG** wurde geregelt, dass Ärzte und Ärztinnen unter bestimmten Umständen und nach medizinischer Abwägung Cannabis-Blüten und -Extrakte verschreiben dürfen. Es gibt keine festgelegte Liste von Krankheiten, die damit behandelt werden dürfen. In den meisten Fällen erfolgt eine Therapie mit Cannabis bei schweren Erkrankungen wie Krebs, Multipler Sklerose, chronischen Schmerzen und Epilepsie. Wichtig ist, dass die Therapie nicht rein auf eine Verbesserung der Lebensqualität abzielt, sondern auch eine medizinisch-fachliche Grundlage hat.

Die gesetzliche Krankenversicherung **übernimmt die Kosten** für medizinisches Cannabis, wenn

- eine schwerwiegende Erkrankung vorliegt,
- es keine alternative erfolgversprechende Therapie gibt und
- eine deutliche Aussicht auf eine positive therapeutische Wirkung des Cannabis besteht.

Nur **approbierte Ärztinnen und Ärzte** dürfen medizinisches Cannabis verschreiben, und dies erfolgt meist durch Fachärzte oder -ärztinnen. Allgemeinärzte und -ärztinnen dürfen Cannabis zwar auch verschreiben. Jedoch empfiehlt sich in komplexen Fällen die Konsultation einer spezialisierten Ärztin oder eines spezialisierten Arztes, wie z. B. aus den Gebieten der Schmerztherapie, der Neurologie oder der Onkologie.

Die rechtliche Situation in Deutschland entwickelt sich ständig weiter, insbesondere im Hinblick auf den Umgang mit Freizeit-Cannabis und möglichen **Legalisierungsmaßnahmen**. Ab 2024 wird erwartet, dass erste Schritte in Richtung einer kontrollierten Freigabe von Cannabis für den privaten Gebrauch umgesetzt werden könnten. Obwohl diese Änderung die medizinische Anwendung von Cannabis nicht direkt beeinflusst, hat sie weitreichende Auswirkungen auf die öffentliche Wahrnehmung und möglicherweise auch auf die künftige Verschreibungspraxis für medizinische Anwendungen.

MEIN TIPP: **Die Gesetzeslage zum Thema Cannabis ist im Fluss. Deshalb sollten Sie sich regelmäßig informieren, um für sich die bestmögliche Versorgung zu gewährleisten.**

Verkehrstauglichkeit

In den letzten Jahren gab es einige Änderungen im Bereich der Verschreibungsrichtlinien und der Arzneimittelsicherheit. Neue gesetzliche Bestimmungen wurden eingeführt, um sicherzustellen, dass medizinisches Cannabis strengen Qualitätsanforderungen entspricht und die Anwendung sicher bleibt. Besonders die Frage der Verkehrstauglichkeit unter Cannabis-Einfluss wurde weiter präzisiert.

Laut § 24a Straßenverkehrsordnung (StVO) gilt ein generelles Verbot des Fahrens unter Cannabis-Einfluss, es sei denn, der THC-Wert im Blut stammt aus der bestimmungsgemäßen medizinischen Verwendung bei einer Erkrankung und es liegt kein Hinweis auf eine Beeinträchtigung der Fahrtauglichkeit vor. Es ist daher wichtig, dass Patienten und Patientinnen beim Autofahren ihren Medikamentenplan, das aktuelle Rezept und eine ärztliche Bescheinigung mitführen, um im Falle einer Kontrolle nachweisen zu können, dass die Einnahme medizinisch indiziert ist.

Wichtige Tipps für den Straßenverkehr

- **Dokumente stets griffbereit haben:** Sie sollten immer Ihre aktuelle Verordnung, einen Medikationsplan und eine Kostenübernahmebestätigung der Krankenkasse bei sich führen. Dies erleichtert Ihnen den Umgang mit Kontrollsituationen, z. B. im Straßenverkehr, und sorgt für Transparenz im Austausch mit medizinischem Fachpersonal oder Behörden.
- **Selbstwahrnehmung schulen:** Die Wirkung von Cannabis kann je nach Dosierung und Einnahmeform variieren. Es ist wichtig, dass Sie lernen, auf Ihren Körper zu hören und sich regelmäßig selbst zu überprüfen, vor allem, wenn es um die Fahrtauglichkeit geht. Selbsttests für die Reaktionsfähigkeit (wie Reaktions-Apps; siehe S. 166) können Ihnen dabei helfen, eine bessere Selbsteinschätzung zu entwickeln.
- **Fahrerlaubnis regelmäßig überprüfen lassen:** Bei regelmäßigem Cannabis-Konsum ist es sinnvoll, in Erwägung zu ziehen, eine medizinische Prüfung der Fahrtauglichkeit durchführen zu lassen, um rechtlich abgesichert zu sein. Dies zeigt Verantwortungsbewusstsein und kann bei Verkehrskontrollen oder im Schadensfall hilfreich sein.
- **Notwendige Wartezeiten einhalten:** Gerade bei Bedarfseinnahme sollten Sie auf die nötigen Wartezeiten achten. Nach der Einnahme einer Einzeldosis THC ist die Fahrtüchtigkeit nach drei bis fünf Stunden in der Regel wiederhergestellt; nach Dauermedikation können längere Wartezeiten sinnvoll sein.
- **Unterstützung von Vertrauenspersonen suchen:** Falls Nebenwirkungen auftreten oder Unsicherheiten bezüglich der Dosierung bestehen, kann es helfen, Vertrauenspersonen wie Familienmitglieder einzubeziehen. Diese können Ihnen zusätzliche Unterstützung bieten und helfen, mögliche Beeinträchtigungen, etwa im Straßenverkehr, objektiver einzuschätzen.

Expertenmeinungen

Petra Dahl, Diplom-Psychologin: Cannabis-Patientinnen und -Patienten im Straßenverkehr

(Frau Dahl arbeitet auf den Gebieten Systemische Therapie sowie Verkehrs- und Rechtspsychologie und ist Sachverständige für Cannabis-Medikation.)

Wenn es nach § 24a, Patientenprivileg, nun erlaubt ist, unter dem Einfluss von Cannabis-Medikamenten zu fahren, warum dann jetzt noch ein Kapitel dazu? Weil es, wie so oft, dann doch nicht ganz so einfach ist, wie es anfangs scheint.

Beeinträchtigungen im Straßenverkehr

Cannabis wirkt sich nachweislich auf die Fahrtüchtigkeit aus. Sein psychoaktiver Bestandteil, Delta-9-Tetrahydrocannabinol (THC), ruft messbare Veränderungen im Verhalten, in der Wahrnehmung und in der Reaktions- und Konzentrationsfähigkeit hervor, und auch die Tiefenwahrnehmung und Lichtempfindlichkeit können davon beeinflusst werden. Studien zeigen beispielsweise, dass Fahrer und Fahrerinnen unter dem Einfluss des Medikaments im Stadtverkehr oder auf der Landstraße häufig mit verringerter Durchschnittsgeschwindigkeit fahren. Auf Autobahnen lässt sich dieser Effekt nicht beobachten, möglicherweise aufgrund einer stärkeren Konzentration und des Fokus auf die Fahrerin bzw. den Fahrer und das Fahrzeug. Man vermutet, dass wer sich der subjektiven Auswirkungen einer Cannabis-bedingten Intoxikation bewusst ist, versucht, so die dadurch entstehenden Aufmerksamkeitsdefizite zu kompensieren. Auf Autobahnen besteht dafür dann aber das Risiko, dass die Monotonie zu einem Abschweifen der Gedanken führt und damit dann doch zu einer unkonzentrierten Fahrweise.

Selbst wenn Patienten und Patientinnen diesen Effekt bei komplexen kognitiven Herausforderungen oder bei monotonen, ereignislosen Fahrstrecken beachten, lässt die Kompensationsfähigkeit mit der Zeit nachweislich nach. Man kann also nicht davon ausgehen, auch nicht bei einer Gewöhnung an das Cannabis-Medikament, dass eine Person die gleiche Fahrleistung bringt wie im nüchternen Zustand.

Typische Unfälle unter dem Einfluss psychoaktiv wirkender Medikamente finden in Kurven, beim Linksabbiegen oder aufgrund von Lichtempfindlichkeit statt. Geschwindigkeit und Entfernungen werden dabei falsch eingeschätzt, oder Lichteffekte wie entgegenkommende Fahrzeuge, aber auch schnelle Lichtwechsel wie bei Tunnelfahrten, können schnell zu gefährlichen Situationen führen. Nachgewiesen sind in Laborstudien in erster Linie jedoch Spurhalteschwierigkeiten, also ein Abschweifen in Richtung Standstreifen oder Gegenfahrbahn.

Beeinträchtigungen sind für den Patienten bzw. die Patientin nur schwer einschätzbar. Auch eine verantwortungsbewusste Selbstprüfung kann diese nicht ganz ausschließen. Hinzu kommt, dass diese Beeinträchtigungen in keinem direkten Zusammenhang mit dem messbaren THC-Gehalt im Blut stehen. Wissenschaftliche Erkenntnisse deuten darauf hin, dass Cannabis sich im Blut recht schnell abbaut (geringe Halbwertzeit), in einigen Organen wie z.B. dem Gehirn jedoch länger wirksam ist. Die Gewöhnung und eine Kompensation der möglichen Beeinträchtigungen führen zu der Einschätzung, der Rauschzustand habe sich zurückgebildet, obwohl noch keine ausreichende Fahreignung vorliegt.

Die Aufnahmeform von Cannabis-Medikamenten

Einen Unterschied macht dabei auch die Art und Weise, wie Cannabis eingenommen wird. Untersuchungen zu der oralen Einnahme zeigten geringere THC-Werte im Blut im Vergleich zur Aufnahme durch Vaporisieren oder Rauchen, dafür jedoch eine längere Beeinträchtigung von ca. sechs Stunden statt 3,5 bis vier Stunden. Auch das Medikament selbst spielt eine Rolle. Insbesondere bei der Einnahme von oralen synthetischen Cannabinoiden

(z. B. Dronabinol) zeigten sich in Studien ausgeprägtere Spurhalteschwierigkeiten.

Bei der Aufnahme durch Vaporisieren oder Rauchen nimmt die Patientin oder der Patient selbst schnellere und deutlich stärkere Beeinträchtigungen wahr. Das schnelle Anfluten hält sie oft auch die erste Zeit davon ab, ein Fahrzeug zu führen. Allerdings scheint auch bei dieser Aufnahmeform ein Gewöhnungseffekt dazu zu führen, dass der »Rausch« nach ca. 1,5 Stunden nicht mehr als einschränkend wahrgenommen wird. Versuche zeigen jedoch, dass Beeinträchtigungen der Fahrfähigkeit ca. drei bis 4,5 Stunden andauern, ohne dass der Patient oder die Patientin diese noch wahrnimmt.

Paradoxerweise zeigen sich bei Personen mit einer Dauermedikation (gleiche Menge, gleiche Einnahmezeitpunkte, gleiches Medikament) Fahrfehler und zu frühe Teilnahme am Straßenverkehr stärker als bei Menschen mit einer Bedarfsmedikation.

Bei einer Dauermedikation soll durch die regelmäßige Aufnahme des Cannabis-Medikaments ein Cannabinoid-Spiegel erzeugt werden, sodass der Patient bzw. die Patientin vermutlich ein geringeres Rauscherleben und eine schnellere Rückkehr in den medikamentierten Normalzustand erlebt. So unterscheiden sich Personen mit Bedarfs- und Dauermedikation zwar in den Kompensationsfähigkeiten, in denen Bedarfspatienten schlechter zu sein scheinen, aber nicht in der schlechten Einschätzung der eigenen Beeinträchtigungen.

Weitere Unterschiede gibt es bei der Aufnahme in Form von Rauch oder Dampf: Geraucht interagiert Cannabis anders mit Medikamenten. Durch die Verbrennung entstehen polyzyklische Kohlenwasserstoffe, die eine Bildung des Enzyms CYPIA2 auslösen. Dieses wird auch durch alleiniges Rauchen von Tabak oder die Einnahme von Kaffee in seiner Wirkweise verändert. Es ist an der Wirkweise von drei Prozent aller klinisch relevanten Arzneistoffe beteiligt, sodass Personen, die Arzneimittel einnehmen (z. B. Clozapin, Duloxetin oder Olanzapin), ihr Cannabis-Medikament möglichst nicht rauchen sollten. Beim Verdampfen mit einem

Vaporisator kann der Cannabis-Dampf anders mit der Mundschleimhaut interagieren, und der Dampf belastet den Patienten bzw. die Patientin weniger durch Verbrennungsnebenprodukte, Cannabinoide und andere Chemikalien.

Bei einer einmaligen inhalativen Einnahme sollte jeder nach vier Stunden wieder fahrtüchtig sein. Die orale Einnahme ist schwerer einschätzbar, aber auch bei ihr sollten nach einem Zeitraum von zwölf Stunden keine Beeinträchtigungen mehr vorliegen. In bisherigen Studien gab es keine Hinweise auf eine länger anhaltende Wirkung der Cannabis-Verabreichung über Tage oder Wochen bei isolierten Einnahmen, sodass auch bei einer Bedarfsmedikation in der Folge keine Beeinträchtigungen zu erwarten sind.

Geschlechtsunterschiede

In Tierstudien konnten deutliche geschlechtsspezifische Unterschiede in der Verarbeitung von Cannabis festgestellt werden. Bei Menschen scheinen Frauen bei niedrigeren Dosierungen dieselben Auswirkungen zu verspüren, die Männer bei höheren Dosierungen beschreiben. Daher sollten Frauen langsamer eindosiert werden, sodass es bei ihnen nicht zu einer ausgeprägteren subjektiven psychoaktiven Wirkung kommt.

Medizinisches Cannabis und erhobene Werte im Blut oder Speichel

Cannabis-Patienten und -Patientinnen dürfen, wie auch andere Personen mit fahreignungsrelevanten Medikamenten, unter kontrollierten Bedingungen wie einer guten Compliance (Zusammenarbeit) mit ihrem verschreibenden Arzt oder ihrer verschreibenden Ärztin, der Einhaltung der Wartezeit usw. am Straßenverkehr teilnehmen. Der festgelegte Grenzwert für Cannabis-Konsum, aktuell 3,5 Nanogramm pro Milliliter im Blutserum, spielt für Patientinnen und Patienten im Normalfall keine Rolle.

Das in Deutschland bereitgestellte medizinische Cannabis hat eindeutige genetische Profile, die im Falle eines Zweifels die Herkunft des beim Patienten oder bei der Patientin vorhandenen Cannabis sicherstellt. Dies kann bei einem Unfallgeschehen oder Auffälligkeiten im Straßenverkehr für Versicherungen und Justiz relevant sein. Ob die Person jedoch nur medizinisches Cannabis eingenommen hat, kann man allein mit diesem Verfahren nicht feststellen.

Nicht medizinisches Cannabis bei Cannabis-Patienten und -Patientinnen

Cannabis-Patienten und -Patientinnen dürfen Cannabis auch im Freizeitkonsum nutzen. Bei Personen mit Kostenübernahme sollte die behandelnde Ärztin oder der behandelnde Arzt aber informiert und einverstanden sein. Ein Cannabis-Patient oder eine Cannabis-Patientin kann also zusätzlich Eigenanbau betreiben oder in einer Cannabis-Anbauvereinigung Mitglied sein. Dann darf er oder sie zusätzlich zu dem Medizinal-Cannabis fünfzig Gramm in der Wohnung besitzen und davon auch bis zu 25 Gramm außerhalb mit sich führen. Das Risiko ist dabei jedoch, dass dadurch die ärztliche Therapie infrage gestellt wird oder die Krankenkasse die Kostenübernahme infrage stellt.

Konsumieren Cannabis-Patienten und -Patientinnen zusätzlich zu dem ihnen für den konkreten Krankheitsfall verschriebenen Cannabis-Medikament auch Konsum-Cannabis, gilt der Grenzwert von 3,5 Nanogramm pro Milliliter im Straßenverkehr auch für sie.

Zur Feststellung des Konsums von Cannabis bei Verkehrskontrollen werden nach wie vor Urin- und Speicheltests eingesetzt. Aktuell verwendete Speicheltests sind der Drug-Wipe (fünf Nanogramm pro Milliliter), der Sure-Step (25 Nanogramm pro Milliliter) und der MP 660 AIO. Einen eindeutigen Nachweis eines direkten Zusammenhangs zwischen den im Speichel erhobenen Werten, den Blutwerten und der Fahreignung gibt es noch nicht. Allerdings kann die Polizei im Anschluss eine Blutprobe verlangen und eine Probe des mitgeführten Cannabis durchführen.

Cannabis-Patienten und -Patientinnen können ebenso wie Freizeitkonsumenten aufgefordert werden, solche Tests zu absolvieren. Eine Verweigerung könnte man als Cannabis-Patientin oder -Patient mit dem Patientenstatus begründen, viele Anwälte und Anwältinnen raten auch dazu. Letztendlich müssen dies aber alle für sich entscheiden. Weist man sich durch aktuelles Rezept und die ärztliche Verordnung als Cannabis-Patientin oder -Patient aus, so muss die Polizei das der Führerscheinbehörde melden, und diese muss eine Einzelfallprüfung durchführen, falls noch nicht geschehen. War die Person zuvor unauffällig, wird diese Einzelfallprüfung in Form eines Fachärztlichen Gutachtens (FÄG) durchgeführt. Gab es zurückliegende, noch verwertbare Eintragungen (fünfzehn Jahre mit Überliegefrist) in der Führerscheinakte, folgt ein Medizinisch-psychologisches Gutachten (MPU).

Mit dem Cannabis-Gesetz wurde der § 13a Fahrerlaubnis-Verordnung (FeV; in Verbindung mit Anpassungen in Anlage 4 Nr. 9.2.1 FeV) eingeführt. Danach bestehen bei zweimaliger Auffälligkeit über dem Grenzwert Zweifel an der Fahreignung. Eine einmalige Auffälligkeit führt zu einem Bußgeld, hat aber noch keine Prüfung der Fahreignung zur Folge,

- wenn keine Anzeichen für eine Cannabis-Abhängigkeit
- oder ein Cannabis-Missbrauch vorliegen,
- es keine vorherigen wiederholten Zuwiderhandlungen im Verkehr unter Cannabis-Einfluss gab
- oder Cannabis-Mischkonsum (Alkohol oder andere Drogen) vorliegt
- und kein vorheriger Entzug aufgrund von Cannabis-Konsum stattgefunden hat.
- Menschen mit Freizeitkonsum-Cannabis unter dem Grenzwert geschieht ohne weitere Auffälligkeiten oder ein Unfallgeschehen nichts.

Medizinisches Cannabis und die Weiterverarbeitung

Patienten und Patientinnen dürfen ebenso wenig wie Konsumierende mit Cannabis handeln, es weitergeben oder es weiterverarbeiten. Liegt eine ausdrückliche, sehr dezidierte Anweisung des Verordnenden vor, aus dem erhaltenen Cannabis-Medikament eine andere Form (Butter, Extrakt usw.) als die ursprünglich erhaltene zu machen, so genügt es nicht, auf Verarbeitungsanleitungen im Internet zu verweisen. Die Verarbeitung von Cannabis ist nur Apotheken erlaubt.

Dauer- oder Bedarfsmedikation

Die Prognose einer Fahreignung, also die Vorhersage der generellen, nicht auf eine bestimmte Situation bezogenen Fähigkeit, ein Fahrzeug zu führen, kann nur dann sicher getroffen werden, wenn der Zustand des oder der Fahrzeugführenden weitgehend gleichbleibend ist. Die Fahrtüchtigkeit, also die in der aktuellen Situation vorhandene Fähigkeit, unter Medikation ein Fahrzeug zu führen, ist demnach nur sicher prognostizierbar bei einer Dauermedikation. Jeder Sortenwechsel sowie der Umstieg auf ein anderes Medikament oder eine andere Einnahmeart bedeuten somit eine neue Phase der Eindosierung. In dieser darf der Patient bzw. die Patientin nicht fahren.

Bei einer Medikation, die bei Bedarf, also nur beim Auftreten bestimmter Symptome angewandt wird, ist eine Prognose schwierig und verlangt von den Betroffenen ein sehr konsequentes Verhalten. Eine gute Selbstreflexion, gute Strategien zur Selbsttestung und Selbstkontrolle, bestenfalls mithilfe anderer, und der Verzicht auf das Führen von Kraftfahrzeugen bei Nichteignung muss die Person plausibel durchführen und gegebenenfalls darstellen können.

Bei gelegentlicher, an Symptomen orientierter Einnahme raten Verkehrsmediziner und -medizinerinnen zu einer Wartezeit von mindestens drei bis fünf Stunden. Dies gilt aber nur für einen isolierten Einzelkonsum mit vorheriger tagelanger Pause und einer geringen Einnahmemenge mit einer THC-Konzentration von maximal zehn Prozent. Ansonsten sollte man bestenfalls zwölf Stunden oder länger warten. Unfälle unter Cannabis-Medikation, auch wenn diese verordnungsgemäß eingenommen wurde, können trotzdem zu strafrechtlichen Konsequenzen bei fahrlässigem Verhalten führen.

Regelmäßiger Konsum führt zu einer Depotbildung, also der Bildung eines Wirkstoffspiegels. Die Rückresorption (Wiederaufnahme des THC in das Blut) des zuvor im Körper eingelagerten THC kann nicht nur die Nachweiszeiten verlängern, sondern auch die Wahrnehmung der Beeinflussung durch das Medikament. Wenn das Medikament mehrfach hintereinander mit kurzen Pausen eingenommen werden muss, so gelten drei bis fünf Tage Wartezeit, bevor man wieder (unter dem Grenzwert) fahrgeeignet ist.

Personen mit Bedarfsmedikation benötigen ein sehr gutes »Trennvermögen«, die Fähigkeit, Fahren und die Medikation zu trennen, und auch die »Trennbereitschaft«, also die Motivation, dies unter allen Umständen auch tatsächlich beizubehalten.

Tägliche oder mehrfach tägliche Einnahme, wie bei Dauermedikation, führt bei der Aufnahme von hochdosiertem Cannabis (z. B. Extrakten oder mehrfachem Verdampfen pro Tag) zu Kumulationseffekten. In diesem Fall ist besonders bei einem zusätzlichen Freizeitkonsum keine Teilnahme am Straßenverkehr mehr möglich, denn der Grenzwert für die Verkehrsteilnahme wird ohne eine Abstinenz von mehreren Wochen bis hin zu mehreren Monaten nicht mehr unterschritten.

Personen mit Dauermedikation können ihr Verantwortungsbewusstsein gegenüber der für sie veränderten Situation zeigen, indem sie bei einem privaten Verkehrsmediziner oder einer privaten Verkehrsmedizinerin (eine Begutachtungsstelle benötigt den Auftrag der Führerscheinverwaltungsbehörde) einen Leistungstest unter Einfluss des Medikaments durchführen lassen. So können sie nachweisen, dass sie fahrgeeignet, verantwortungsbewusst und vorausschauend sind.

Verschiedene Cannabis-Medikamente (Sorten, Extrakte oder Fertigarzneimittel) unterscheiden sich in Wirkung und Zusammensetzung, also in ihren Inhaltsstoffen. Durch eine Ein- oder Umstellung der Cannabis-Medikation (auch bei Sortenwechseln von Cannabis-Blüten) ist die Fahreignung für die Zeit der Eindosierung nicht mehr gegeben. Diese wird mit ca. vierzehn Tagen angesetzt oder bis die Dosierung dauerhaft gleichbleibend ist. Es liegt in dieser Zeit in der Verantwortung des Patienten oder der Patientin, die Teilnahme am Straßenverkehr zu vermeiden. Dies gilt auch immer dann, wenn die Fahrsicherheit durch die Symptome der Erkrankung oder die Wirkung der Medikation bzw. durch das Nachlassen bzw. Fehlen der Wirkung aktuell beeinträchtigt ist.

Wechselwirkungen mit anderen Medikamenten

Die Art der Einnahme von Cannabis spielt eine Rolle bei den Ausprägungen der Wechselwirkungen mit anderen Medikamenten. Die Wirkung von Medikamenten kann reduziert oder verstärkt werden. Das wiederum kann Auswirkungen auf die Erkrankungen haben und die Wirksamkeit des Cannabis-Medikaments verändern. Auch der Beigebrauch von anderen, zentral wirksamen Mitteln sollte vor der Nutzung von medizinischem Cannabis abgeklärt werden. Dazu sollten sich Patienten und Patientinnen nicht nur von ihrem verschreibenden Arzt oder ihrer verschreibenden Ärztin, sondern auch in der Apotheke zu möglichen Wechsel- und Nebenwirkungen beraten lassen.

In verschiedenen Internet-Portalen kann man im Vorfeld selbst schon Informationen zu den Wechselwirkungen einholen. Diese sind jedoch noch nicht so umfangreich, und es sind auch noch nicht alle Medikamente erfasst.

Selbsteinschätzung der Fahreignung

Trotz Wartezeit können Medikamente durch verschiedene andere Bedingungen wie Ernährung, psychische und physische Veränderungen usw. beeinflusst werden. Die eigene Wahrnehmung kann man selbst durch individuell ausgewählte, ständig wechselnde Tests (Reaktionstests oder Koordinationstests) vor Fahrtantritt überprüfen.

Mitführen der Medikationsnachweise

Es ist nicht gesetzlich festgeschrieben, dass Menschen unter Cannabis-Medikation einen Nachweis mit sich führen müssen. Allerdings ist es empfehlenswert, eine zusätzliche Ausfertigung des aktuellen Rezepts (E-Rezept) für die Cannabis-Medikation mitzuführen, eine aktuelle ärztliche Verordnung mit eindeutigen Angaben u. a. zum Medikament, zur Darreichungsform sowie zu den Einzel- und Tagesdosen, die den in der Apotheke hinterlegten Angaben entsprechen.

Verhalten bei Kontrolle durch die Polizei oder bei einem Unfallgeschehen

Die Polizei ist in den letzten Jahren auf das Erkennen von Cannabis-Konsumierenden geschult worden. Das Ergebnis: Cannabis-Patienten und -Patientinnen werden im Gegensatz zu Personen mit anderen Medikamenten häufiger als Nutzer oder Nutzerin von Cannabis erkannt.

Die Polizei ist verpflichtet, Personen bei Hinweisen, die Bedenken an der Fahreignung oder Fahrtüchtigkeit zulassen, an die Führerscheinbehörde zu melden (§ 2 Abs. 12 StVG). Patienten und Patientinnen müssen aber grundsätzlich keine Aussagen zu ihrem Medikament machen. Bei Cannabis als Medikament ist es jedoch häufig sinnvoll, sich mit aktuellem Rezept und der ärztlichen Verordnung auszuweisen. So kommt es gar nicht erst zum Verdacht auf einen nicht medizinischen Konsum.

Wie zu Beginn erläutert, kann Cannabis zu vermehrten Fahrfehlern führen. Die bisherigen Studien sind uneindeutig in Bezug auf die Zusammenhänge zwischen THC und Unfallgeschehen. Mehrere Untersuchungen erhärten jedoch den Verdacht, dass das Unfallrisiko besonders bei älteren Fahrern und Fahrerinnen (ab etwa 58 Jahren) unter Einfluss von THC zunimmt. Andere Studien belegen hingegen, dass ältere Fahrende seltener berauscht fahren, länger warten und daher weniger Unfälle verursachen.

Ist ein Cannabis-Patient oder eine Cannabis-Patientin in ein Unfallgeschehen involviert, so raten Anwältinnen und Anwälte meist, bei der Polizei zwar auf Nachfrage die Medikation zu bestätigen, ansonsten aber keine weitergehenden Aussagen zur Medikation oder zur letzten Einnahme zu machen. Es gilt das Aussageverweigerungsrecht (§ 136 Abs. 1 Satz 2 StPO). Man muss also keinem Test zustimmen und auch keine Einwilligung zu einem Bluttest geben. Je nach Selbsteinschätzung kann man aber einem Test zustimmen und dadurch nachweisen, dass keine Beeinträchtigungen vorliegen. Allerdings sollte man das Medikament bestimmungsgemäß eingenommen sowie die Wartezeiten eingehalten haben und die notwendigen Dokumente vorlegen können.

Schlüsselzahlen im Führerschein

Personen, die ihren Führerschein nach Bekanntwerden der Medikation erworben haben, finden oft eine Eintragung in Form einer Schlüsselzahl in ihrem Führerschein (z. B. 05,08, Alkoholverbot). Cannabis-Patientinnen und -Patienten, ebenso wie vielen anderen, ist Alkohol aufgrund der entstehenden Wechselwirkungen mit Medikamenten untersagt, auch außerhalb des Straßenverkehrs.

Einzelfallprüfung durch die Führerscheinbehörde

Die Arbeit der Führerscheinbehörde ist auf Verwaltungstätigkeiten beschränkt; sie kann eine Fahreignung nicht selbst prüfen. Sie verweist die Betroffenen an eine von der obersten Straßenverkehrsbehörde (BAST) akkreditierte Begutachtungsstelle (TÜV, DEKRA usw.).

Die dort durchgeführte Untersuchung, ein FÄG oder eine MPU, wird vom Patienten bzw. von der Patientin in Auftrag gegeben und auch von ihm oder ihr bezahlt. Somit gehört das Ergebnis dieser Untersuchung auch ihm oder ihr, und man muss es, falls es negativ ausgefallen ist, niemandem zur Verfügung stellen. Die Fragen der Führerscheinstelle beziehen sich meist auf die Grunderkrankung, aufgrund derer Cannabis verordnet wurde, aber auch auf den Umgang mit dem Medikament, auf die Vorgeschichte und natürlich auf die Fahreignung. All das findet auf der Grundlage von Beurteilungskriterien statt, die regelmäßig überarbeitet werden und prinzipiell für jeden frei zugänglich sind.

Bei einem Fachärztlichen Gutachten (FÄG) analysiert ein Verkehrsmediziner oder eine Verkehrsmedizinerin in einem Gespräch und anhand von Leistungstests und Laborwerten, ob die Person unter Medikation fahrgeeignet ist.

Eine MPU beinhaltet daneben noch ein Gespräch mit einer psychologischen Gutachterin oder einem psychologischen Gutachter. Der Patient oder die Patientin sollte sich vorher intensiv mit der Medikation und möglichen Neben- und Wechselwirkungen auseinandersetzen. Dazu gehört, die Krankheitshistorie und die Verordnungen der letzten Monate zu kennen. Die Begutachtenden, egal ob Arzt oder Psychologin, sind der Gefahrenabwehr verpflichtet und versuchen daher herauszufinden, ob eine Person einen verantwortungsvollen Umgang mit dem Medikament zeigt, insbesondere im Zusammenhang mit dem Straßenverkehr.

Fachpsychologen und -psychologinnen für Verkehrspsychologie sind darin geschult, Menschen in Hinblick auf ihr Verhalten im Straßenverkehr zu unterstützen, kennen die Begutachtungskriterien und können ihnen deshalb dabei hilfreich zur Seite stehen.

Einmal Patient – immer Patient

Wer einmal bei der Führerscheinbehörde als Cannabis-Patientin oder -Patient bekannt geworden ist, muss mit hoher Wahrscheinlichkeit in größeren zeitlichen Abständen die Fahreignung nachweisen. Meist wird ein FÄG verlangt, in seltenen Fällen auch eine MPU. Beides ist rechtens, abhängig von der Vorgeschichte. Die Nachuntersuchung soll sicherstellen, dass keine die Fahreignung beeinträchtigenden Veränderungen eingetreten sind. Dazu könnte es z. B. durch eine Toleranzentwicklung, die Grunderkrankung oder eine Umstellung der Medikamente kommen.

Hat der Patient oder die Patientin irgendwann ein anderes Medikament gefunden, das eine bessere Wirkung zeigt, reicht Cannabis als Medikament nicht mehr, oder will man aus einem anderen Grund die Cannabis-Medikation absetzen, so ist ebenfalls eine erneute Prüfung der Fahreignung notwendig. Das FÄG oder die MPU gelten immer nur in Bezug auf die aktuelle Medikation und die zum Zeitpunkt der Untersuchung gegebene Ausprägung der Erkrankung. Jede Änderung bedarf somit einer neuen Einzelfallprüfung.

Bei Rückfragen schreiben Sie bitte an Petra Dahl, Postfach 1226 in 76849 Annweiler am Trifels, oder per E-Mail an die E-Mail-Adresse Praxis@Petradahl.de. Weitere Informationen finden Sie auf der Homepage www.petradahl.de.

Dr. Matthias H., Facharzt für Schmerztherapie: Erfahrungsbericht

(Der Bericht wird auf Wunsch des Arztes unter falschem Namen veröffentlicht.)

»Seit über zehn Jahren arbeite ich als Facharzt für Schmerztherapie, und ich habe im Laufe meiner Karriere viele Patienten behandelt, die unter chronischen Schmerzen leiden. Seit der Legalisierung von medizinischem Cannabis im Jahr 2017 hat sich mein therapeutisches Spektrum enorm erweitert. Vor allem Patienten, die auf herkömmliche Schmerzmittel wie Opioide nicht ausreichend ansprechen oder erhebliche Nebenwirkungen haben, profitieren von der Cannabis-Therapie. In meiner Praxis sehe ich immer wieder, wie diese Therapie vielen Patienten eine deutliche Verbesserung ihrer Lebensqualität ermöglicht.

Ein Großteil meiner Patienten, die Cannabis verschrieben bekommen, leidet an chronischen Schmerzen – seien es neuropathische Schmerzen, rheumatische Erkrankungen oder chronische Rückenschmerzen. In vielen Fällen berichten meine Patienten nach Beginn der Therapie von einer spürbaren Schmerzlinderung. Besonders beeindruckend finde ich, dass viele durch die Einnahme von Cannabis ihre Opioid-Dosierungen reduzieren oder in seltenen Fällen ganz absetzen können.

Natürlich ist die Verschreibung von medizinischem Cannabis nicht ohne Herausforderungen. Die größte Hürde in meiner Praxis ist die Beantragung der Kostenübernahme bei den Krankenkassen. Diese Anträge sind oft bürokratisch aufwendig, und es kann lange dauern, bis die Kassen eine Entscheidung treffen. Besonders frustrierend ist es für meine Patienten, wenn die Krankenkasse den Antrag ablehnt – was leider in etwa einem Viertel der Fälle vorkommt.

Ein weiteres Problem, dem ich in der Praxis oft begegne, ist die richtige Dosierung. Gerade bei Blüten dauert es oft, bis wir die optimale Dosierung und Sorte gefunden haben. Jeder Patient reagiert unterschiedlich auf die Wirkstoffe, und das bedeutet regelmäßige Nachkontrollen und Anpassungen.

Dennoch gibt es viele Erfolgsgeschichten. Ich erinnere mich an einen Patienten mit Multipler Sklerose, der jahrelang unter schmerzhaften Muskelspasmen gelitten hat. Kein Medikament hat wirklich geholfen, bis wir mit einer niedrigdosierten Cannabis-Therapie begannen. Innerhalb weniger Wochen waren die Spasmen stark reduziert, und der Patient konnte endlich wieder durchschlafen. Seine Lebensqualität hat sich enorm verbessert.

Auch bei meinen Krebspatienten in der Palliativversorgung sehe ich die positiven Effekte von Cannabis. Viele meiner Patienten, die unter starken Schmerzen, Appetitlosigkeit und Übelkeit aufgrund der Chemotherapie leiden, berichten, dass Cannabis ihnen nicht nur bei den Schmerzen hilft, sondern auch ihren Appetit verbessert. Das ist ein großer Gewinn für ihre Lebensqualität.

Trotz dieser Erfolge ist es wichtig, die Therapie mit Cannabis sorgfältig abzuwägen. Es ist nicht für jeden Patienten geeignet, besonders nicht für Menschen mit psychischen Vorerkrankungen oder schweren Herz-Kreislauf-Problemen. Trotzdem sehe ich mit Freude, dass die Akzeptanz der Cannabis-Therapie in der Ärzteschaft wächst. Vor fünf Jahren waren viele meiner Kollegen noch skeptisch, aber heute erkennen immer mehr die positiven Effekte dieser Therapieform, besonders für Patienten, die andere Optionen ausgeschöpft haben.«

Dr. Thomas Tröger, Allgemeinmediziner: Erfahrungsbericht

(Thomas Tröger ist Allgemeinmediziner und hat die Zusatzqualifikationen Internist, Notfallmedizin, Kardiologie und Suchtmedizin.)

»Der medizinische Einsatz von Cannabis ist in den letzten Jahren ein zunehmend gefragtes Thema geworden und gewinnt sowohl in der ärztlichen Praxis als auch in der öffentlichen Wahrnehmung an Bedeutung. Für mich als Arzt war es eine spannende Entwicklung, die sowohl Herausforderungen als auch große Potenziale mit sich brachte. In meiner Erfahrung zeigt sich immer wieder, dass der therapeutische Einsatz von Cannabis für bestimmte Patientengruppen einen klaren Gewinn an Lebensqualität bedeuten kann – ein Faktor, der in der Behandlung chronischer Krankheiten nicht zu unterschätzen ist.

Cannabis als Alternative und Ergänzung: positive Effekte und Erfahrungswerte

In meiner Praxis begegnen mir immer häufiger Patienten, die nach alternativen oder ergänzenden Behandlungsmöglichkeiten suchen. Die chronische Schmerztherapie ist ein gutes Beispiel: Viele Schmerzpatienten, die herkömmliche Therapien wie Opioide oder Antidepressiva nicht vertragen oder nicht ausreichend auf diese ansprechen, finden in Cannabis eine wertvolle Alternative. Ich erinnere mich an Patienten, die über eine deutlich spürbare Erleichterung ihrer Schmerzen berichteten und durch Cannabis zu einem ›normaleren‹ Alltag zurückfinden konnten – oft, nachdem herkömmliche Medikamente versagt hatten.

Die Wirkung ist jedoch oft nicht sofort und nicht bei allen Patienten gleich stark ausgeprägt. Gerade zu Beginn der Therapie gilt es, die richtige Dosierung zu finden und potenzielle Nebenwirkungen zu minimieren. Einige Patienten berichten über eine erhöhte Sedierung oder leichte kognitive Beeinträchtigungen, insbesondere in der Anfangsphase. Hier ist Geduld gefragt, sowohl von ärztlicher Seite als auch seitens der Patienten. Häufig zeigt sich, dass die positiven Effekte nach einer anfänglichen Eingewöhnung stabil bleiben und Cannabis in diesen Fällen gut integriert werden kann.

Differenzierte Wirkung bei verschiedenen Diagnosen

Die Einsatzmöglichkeiten von Cannabis beschränken sich keineswegs nur auf die Schmerztherapie. In meiner Praxis sehe ich auch positive Effekte bei anderen chronischen Erkrankungen. Patienten mit Multipler Sklerose (MS) etwa berichten von einer Linderung ihrer Spastiken, was ihnen mehr Mobilität und Kontrolle über ihren Körper verschafft. In anderen Fällen wie bei Epilepsie oder bestimmten Angststörungen ist Cannabis ebenfalls eine wertvolle Ergänzung zur bestehenden Medikation.

Die unterschiedlichen Wirkungen von Cannabis bei verschiedenen Diagnosen weisen auf das komplexe Zusammenspiel der enthaltenen Cannabinoide, Terpene und weiteren pflanzlichen Inhaltsstoffe hin. THC und CBD sind die am häufigsten diskutierten Wirkstoffe, doch auch andere Cannabinoide wie CBG oder CBN könnten spezifische Vorteile bieten. Es ist eine spannende Entwicklung, und ich hoffe, dass die Forschung in Zukunft ein besseres Verständnis der spezifischen Wirkmechanismen und damit noch zielgerichtetere Behandlungsmöglichkeiten ermöglichen wird.

Akzeptanz und Vorurteile: Wo steht Cannabis in der Ärzteschaft?

Obwohl Cannabis zunehmend akzeptiert wird, gibt es innerhalb der Ärzteschaft nach wie vor gemischte Ansichten. Während einige Kollegen die Potenziale anerkennen und es selbst therapeutisch einsetzen, begegnen andere dem Thema noch immer mit Skepsis. Oft spielt hier eine gewisse Unsicherheit eine Rolle, denn das Wissen über Cannabis als Medizin ist in der ärztlichen Ausbildung bisher kaum verankert. Die fehlende Routine in der Anwendung und die komplexen gesetzlichen Bestimmungen tragen zusätzlich zur Unsicherheit bei.

Aus meiner Sicht sind Fortbildungsmaßnahmen für Ärzte zu diesem Thema dringend notwendig. Es braucht praxisnahes Wissen über die pharmakologischen Eigenschaften von Cannabis, die Anwendungsmöglichkeiten und die Wechselwirkungen mit anderen Medikamenten. Denn nur so können wir als Ärzte eine informierte Entscheidung treffen und unseren Patienten eine bestmögliche Betreuung bieten. Diesen Fortbildungsbedarf nehme ich auch bei Patienten wahr, die von ihren Ärzten oft unzureichend über die Therapie informiert werden und mit vielen Fragen und Unsicherheiten in meine Praxis kommen.

Gesellschaftliche Wahrnehmung und Stigmatisierung

In der breiten Öffentlichkeit wird Cannabis noch oft mit illegalem Konsum assoziiert. Auch wenn die medizinische Nutzung an Akzeptanz gewinnt, stoßen viele Patienten in ihrem Umfeld noch immer auf Vorurteile und Stigmatisierung. Diese Unsicherheit spiegelt sich auch in Gesprächen mit meinen Patienten wider: Manche haben Bedenken, dass sie durch die Einnahme von Cannabis sozial isoliert oder als ›Drogenkonsumenten‹ stigmatisiert werden könnten.

Hier sehe ich eine wichtige Rolle für uns Ärzte, aber auch für die Medien, Aufklärung zu leisten und der Öffentlichkeit klar zu vermitteln, dass medizinisches Cannabis eine seriöse und rechtlich anerkannte Behandlungsoption darstellt. Die Akzeptanz von medizinischem Cannabis wird auch durch den breiteren gesellschaftlichen Diskurs geprägt. Je mehr Menschen verstehen, dass es sich hier um eine Form der Medizin handelt, die vielen Patienten hilft, desto eher wird sich die Stigmatisierung auflösen.

Rolle der Krankenkassen und bürokratischer Aufwand

Ein großer Hemmschuh im Einsatz von medizinischem Cannabis ist der oft umfangreiche bürokratische Aufwand. Patienten und Ärzte müssen häufig mehrere Anträge und Gutachten vorlegen, um eine Kostenübernahme bei der Krankenkasse zu erwirken. Dieser Prozess kann für Patienten äußerst belastend sein, da viele ohnehin mit ihrer gesundheitlichen Situation zu kämpfen haben.

Auch ich als Arzt empfinde den bürokratischen Aufwand als eine Hürde. Die Dokumentationspflichten und der Aufwand für die Antragsstellung nehmen wertvolle Zeit in Anspruch, die ich lieber in die direkte Betreuung meiner Patienten investieren würde. In meiner Praxis erlebe ich es nicht selten, dass Anträge von Krankenkassen abgelehnt werden, was für die Betroffenen eine enorme Belastung darstellt. Ein klarer und einheitlicher Leitfaden für die Kostenübernahme könnte hier Abhilfe schaffen und den Zugang zu dieser Therapieoption deutlich erleichtern.

Erfahrungen mit Wechselwirkungen und Nebenwirkungen

Die Kombination von Cannabis mit anderen Medikamenten kann in manchen Fällen zu Wechselwirkungen führen, die einer genauen Beobachtung bedürfen. Bei Patienten, die bereits eine Vielzahl von Medikamenten einnehmen – beispielsweise älteren Menschen oder Patienten mit multiplen chronischen Erkrankungen –, ist dies eine besondere Herausforderung. Cannabis kann u. a. den Abbau von Medikamenten in der Leber beeinflussen, was die Wirkstoffspiegel im Blut erhöhen oder verringern kann. Dies erfordert eine genaue Abstimmung und regelmäßige Kontrolle, um unerwünschte Effekte zu vermeiden.

Nebenwirkungen wie Müdigkeit, Schwindel oder Mundtrockenheit werden von Patienten häufiger genannt, sind jedoch oft vorübergehender Natur und treten vor allem in der Einstellungsphase auf. In seltenen Fällen kann es zu psychischen Nebenwirkungen wie Angstgefühlen kommen, insbesondere bei höheren Dosen von THC. Daher ist es wichtig, die Dosierung schrittweise anzupassen und die individuelle Toleranzschwelle des Patienten zu berücksichtigen.

Gesellschaftliche und medizinische Zukunftsperspektiven von Cannabis

Die Zukunft des medizinischen Cannabis sieht vielversprechend aus, besonders, wenn man die aktuellen Fortschritte in der Forschung berücksichtigt. Mit jedem Jahr entstehen neue Studien, die die Potenziale von Cannabis für verschiedene Erkrankungen untersuchen und unser Wissen über die Wirkstoffe der Pflanze erweitern. Es ist zu erwarten, dass in naher Zukunft auch andere Cannabinoide als THC und CBD genauer untersucht und möglicherweise therapeutisch genutzt werden.

Ich hoffe, dass sich die politische und gesellschaftliche Landschaft dahingehend entwickelt, dass der Zugang zu Cannabis für medizinische Zwecke erleichtert wird. Eine Vereinfachung der Verschreibungs- und Kostenübernahmeprozesse könnte vielen Patienten den Zugang erleichtern und auch uns Ärzten mehr Spielraum geben, um diese Therapieoption fundiert und individuell anzubieten.

Medizinischer Einsatz von Cannabis: eine wertvolle Ergänzung

Ich sehe Cannabis als eine wertvolle Ergänzung zu den bestehenden Therapieoptionen. Bei korrekter Anwendung und einer guten ärztlichen Betreuung kann Cannabis die Lebensqualität vieler Patienten verbessern und ihnen eine neue Perspektive im Umgang mit ihren Beschwerden bieten. Wichtig ist, dass wir als Ärzte weiterhin den Dialog fördern und offen für neue Erkenntnisse sind, um unseren Patienten die bestmögliche Unterstützung zu bieten.

Cannabis ist keine Wunderdroge, aber es ist auch mehr als nur eine ›letzte Option‹ für Patienten, bei denen herkömmliche Therapien versagen. Die Wirkungsvielfalt und das Potenzial, individuell auf die Bedürfnisse jedes einzelnen Patienten einzugehen, machen es zu einem wertvollen Instrument in der modernen Medizin. Es bleibt zu hoffen, dass die Forschung weiter an Fahrt aufnimmt und die gesellschaftliche Akzeptanz des medizinischen

Cannabis wächst – zum Wohle der Patienten, die von dieser Therapie profitieren können.

Cannabis als Weg zu mehr Selbstbestimmung für Patienten und Patientinnen

Ein oft übersehener Vorteil des medizinischen Einsatzes von Cannabis ist die stärkere Selbstbestimmung, die viele Patienten dadurch erfahren. In meiner Erfahrung gibt es kaum eine Therapie, bei der Patienten so sehr in den Entscheidungsprozess einbezogen werden, wie es bei Cannabis der Fall ist. Der Patient ist aktiv daran beteiligt, die Dosis zu finden, die für ihn am besten funktioniert, und lernt, auf seinen Körper und seine Reaktionen zu achten. Viele Patienten berichten mir, dass sie sich mit dieser Art der Therapie stärker ›gehört‹ und ernst genommen fühlen. Besonders chronische Schmerzpatienten oder solche mit Langzeiterkrankungen wie MS sind häufig froh, ein aktiver Teil ihrer Behandlung zu sein.

Die Rolle der Selbstbestimmung ist für viele Patienten ein entscheidender Faktor, der ihnen dabei hilft, sich mit ihrer Erkrankung besser zu arrangieren. Eine Therapie, bei der sie aktiv beteiligt sind, führt häufig zu einer stärkeren Identifikation mit dem Heilungsprozess und oft auch zu einer positiven Entwicklung in anderen Lebensbereichen, da sie sich als Teil ihrer Genesung wahrnehmen.

Häufige Herausforderungen und Missverständnisse bei der Dosisfindung

Die Dosisfindung ist ein komplexer Prozess und nicht selten eine Herausforderung. Die Wirkung von Cannabis ist individuell sehr unterschiedlich, und es kann einige Zeit dauern, bis die optimale Dosierung gefunden ist. Manche Patienten sind ungeduldig oder möchten schnell hohe Dosen erreichen, da sie schnelle Resultate erwarten – das kann jedoch zu stärkeren Nebenwirkungen führen und das Vertrauen in die Therapie beeinträchtigen.

Gerade bei der Dosisfindung erlebe ich als Arzt, dass eine enge Kommunikation wichtig ist. Patienten profitieren davon, über mögliche Reaktionen auf die Dosisänderungen informiert zu sein und dass sie verstehen, dass eine langsame Anpassung oft der sicherste Weg zu nachhaltigen Verbesserungen ist. Ein bewährtes Prinzip ist hier ›Start low, go slow‹, also mit einer niedrigen Dosis zu beginnen und diese langsam zu steigern. Diese Methode erfordert Geduld, ist jedoch in vielen Fällen erfolgreich.

Gesellschaftliches Wandel: wie sich die Wahrnehmung von Cannabis ändert

In den letzten Jahren beobachte ich einen Wandel in der gesellschaftlichen Wahrnehmung von Cannabis. Während es früher in erster Linie mit Freizeitkonsum assoziiert wurde, findet heute ein Umdenken statt, das vor allem durch den medizinischen Einsatz vorangetrieben wird. Ich erinnere mich an die Anfänge meiner Praxis, als kaum jemand über medizinisches Cannabis sprach. Heute kommen Patienten aktiv auf mich zu und stellen gezielte Fragen zur Wirkung, zu potenziellen Risiken und zu Kostenübernahmemöglichkeiten.

Dieser Wandel ist ein wichtiges Zeichen dafür, dass die Gesellschaft bereit ist, Cannabis als Medizin ernst zu nehmen und von Vorurteilen abzusehen. Gerade bei älteren Patienten oder chronisch Kranken kann ich eine klare Bereitschaft zur Information und Offenheit gegenüber neuen Behandlungsmethoden beobachten. Diese Bereitschaft zeigt, wie wichtig Aufklärung ist – sei es durch Ärzte, Fachleute oder öffentliche Diskussionen. Ein offener Dialog hilft nicht nur dabei, die Vorurteile zu verringern, sondern fördert auch die Akzeptanz des medizinischen Einsatzes von Cannabis als ein legitimes Mittel zur Linderung schwerwiegender Beschwerden.

Kooperation mit Apotheken und die Bedeutung des pharmazeutischen Supports

Ein weiterer wichtiger Aspekt beim medizinischen Einsatz von Cannabis ist die Zusammenarbeit mit Apotheken. Die Qualität der Produkte, die genaue Dosierung und die individuelle Anpassung sind entscheidend für den Erfolg der Therapie. Viele Apotheken sind heute auf den Umgang mit medizinischem Cannabis spezialisiert und bieten eine wertvolle Unterstützung für Patienten und Ärzte. Die richtige Auswahl und Abgabe des Produktes – seien es Blüten, Öle oder Kapseln – erfordert eine enge Abstimmung und eine hohe Sorgfalt. Diese Kooperation mit Apotheken ist entscheidend für den Behandlungserfolg und sollte weiter ausgebaut werden.

In meiner Erfahrung ist es besonders wertvoll, wenn Patienten und Apotheker offen über die Behandlung sprechen können. Apotheken spielen eine wichtige Rolle darin, Patienten über die Einnahme, mögliche Nebenwirkungen und die Aufbewahrung der Produkte zu informieren. Durch eine gute Zusammenarbeit wird sichergestellt, dass die Therapie optimal verläuft und die Patienten das bestmögliche Ergebnis erzielen.«

Zusammenfassung und Ausblick

Wichtige Erkenntnisse auf einen Blick

Dieser Abschnitt bietet eine zusammenfassende Übersicht der zentralen Punkte, die Patienten und Patientinnen, Angehörige und Interessierte für eine fundierte Entscheidung zur Cannabis-Therapie kennen sollten.

Cannabis wird vor allem bei **chronischen und schwerwiegenden Erkrankungen** wie Multipler Sklerose, Krebs, chronischen Schmerzen und neurologischen Leiden eingesetzt, wenn herkömmliche Therapien unzureichend oder zu belastend sind. Die Therapie kann das Wohlbefinden und die Lebensqualität verbessern, ist jedoch immer gemeinsam mit dem behandelnden Arzt oder der behandelnden Ärztin zu entscheiden.

THC und CBD sind die **Hauptwirkstoffe** in Cannabis, mit verschiedenen Wirkungen: THC ist psychoaktiv und schmerzstillend, während CBD angstlösend und entzündungshemmend wirkt.

Die Wahl der **Einnahmeform** (Öl, Kapseln oder Blüten) und die **Dosierung** können die Wirkung beeinflussen und sollten individuell angepasst werden, idealerweise gemäß dem Prinzip »Start low, go slow«.

Nebenwirkungen wie Müdigkeit, Schwindel, trockener Mund oder, in selteneren Fällen, psychische Effekte wie Unruhe oder Paranoia sind möglich. Eine schrittweise Dosiserhöhung und die genaue Überwachung durch die Ärztin bzw. den Arzt helfen, diese Nebenwirkungen zu minimieren und die Therapie sicher zu gestalten.

Da es **Wechselwirkungen** zwischen Cannabis und Medikamenten wie Blutverdünnern, Antidepressiva und Schmerzmitteln geben kann, ist eine enge Abstimmung mit dem Arzt bzw. der Ärztin erforderlich. Besonders bei Antikoagulanzien und Antiepileptika ist eine regelmäßige Kontrolle des Blutspiegels wichtig, um Risiken zu vermeiden.

Die **Reaktionen** auf Cannabis sind individuell und hängen von verschiedenen Faktoren ab, wie dem Stoffwechsel, der genauen Diagnose und früheren Therapieverläufen. Es kann einige Zeit dauern, bis die richtige Dosierung und das passende Präparat gefunden sind. Geduld und eine offene Kommunikation mit der Ärztin bzw. dem Arzt sind dabei entscheidend.

Für eine sichere Anwendung sind **Eigenverantwortung** und ein bewusster Umgang mit der Therapie wichtig. Dazu gehören die Einhaltung der vorgeschriebenen Dosis, das Verständnis der eigenen Reaktionen auf das Medikament und der bewusste Verzicht auf das Autofahren während der Einnahme, insbesondere zu Beginn der Therapie.

Bei einer Langzeittherapie können sich die Wirkung und die Nebenwirkungen im Verlauf verändern. Regelmäßige **ärztliche Kontrollen** helfen, die Therapie anzupassen und bei Bedarf auf neue Symptome oder Toleranzentwicklungen zu reagieren. In vielen Fällen profitieren Patientinnen und Patienten von periodischen Anpassungen, um den therapeutischen Effekt zu optimieren und die bestmögliche Lebensqualität zu gewährleisten.

Das Führen eines persönlichen Tagebuchs über die Cannabis-Therapie kann wertvoll sein, um Veränderungen in der Wirkung oder Nebenwirkungen zu **dokumentieren**. Diese Informationen unterstützen den Arzt bzw. die Ärztin bei der Feinabstimmung der Dosierung und der Auswahl des passenden Präparats.

Die **Kombination** von Cannabis mit anderen therapeutischen Ansätzen wie Physiotherapie, Psychotherapie oder Entspannungstechniken kann in vielen Fällen zu einer besseren Lebensqualität beitragen. Cannabis sollte daher als ein Baustein innerhalb eines ganzheitlichen Ansatzes betrachtet werden.

Die **Unterstützung durch Familie und Freunde** kann einen wesentlichen Beitrag zur positiven Wirkung der Therapie leisten. Wenn Angehörige gut informiert sind, können sie helfen, die Therapie zu unterstützen und eine stabile Lebensumgebung für den Patienten oder die Patientin zu schaffen.

Der Austausch mit spezialisierten Therapeuten und Therapeutinnen, Patientenorganisationen oder spezialisierten Beratungsstellen kann wertvolle **Unterstützung** bieten. Auch der enge Kontakt mit der Apotheke kann zur Optimierung der Therapie beitragen.

Die **Kostenübernahme** durch (gesetzliche und private) Krankenkassen ist möglich, jedoch oft an bürokratische Hürden gebunden. Ein Antrag bei der Krankenkasse erfordert ärztliche Unterstützung sowie eine genaue Dokumentation der bisherigen Therapien.

Zudem ist es wichtig, sich über die aktuelle **Gesetzeslage** zu informieren, besonders im Straßenverkehr, wo medizinisches Cannabis in bestimmten Fällen erlaubt ist, aber eingeschränkt. Medizinische Cannabis-Patienten und -Patientinnen sollten stets die geltenden Verkehrsregelungen beachten und sich dessen bewusst sein, dass das Führen eines Fahrzeugs während der Therapie, insbesondere mit THC, rechtliche Konsequenzen haben kann. Personen, die sicher fahren möchten, sollten immer ausreichend Zeit einplanen, bis die akute Wirkung des Medikaments abgeklungen ist.

Die Forschung im Bereich Cannabis-Therapie entwickelt sich ständig weiter. Patientinnen und Patienten sollten ermutigt werden, sich über **neue Studien und wissenschaftliche Erkenntnisse** auf dem Laufenden zu halten und in Gesprächen mit dem Arzt oder der Ärztin auch aktuelle Behandlungsmöglichkeiten zu erörtern. Plattformen wie PubMed oder spezifische Patientenforen können dafür hilfreiche Informationen bieten (siehe S. 167).

Zukunftsperspektiven der Therapie mit medizinischem Cannabis

Die medizinische Cannabis-Therapie entwickelt sich kontinuierlich weiter. Forschung und Gesetzgebung treiben die Entwicklung voran, und es werden ständig neue Einsatzgebiete und Darreichungsformen erforscht. Zukünftig könnte es möglich sein, gezieltere, individuellere Präparate zu entwickeln, die auf die genetischen und biologischen Besonderheiten der Patienten und Patientinnen abgestimmt sind. Die Weiterentwicklung der Gesetzgebung könnte zudem den Zugang zu medizinischem Cannabis erleichtern und bürokratische Hürden abbauen.

Parallel dazu wächst das Verständnis für die Wirksamkeit von Cannabinoiden und deren Einsatzmöglichkeiten bei verschiedenen Krankheitsbildern. Aktuelle Studien geben Hinweise darauf, dass Cannabinoide in Kombination mit anderen Therapieformen wie etwa psychologischer oder physiotherapeutischer Unterstützung noch wirksamer sein könnten. Der Einfluss von CBD auf neurodegenerative Erkrankungen oder die Potenziale von synthetischen Cannabinoiden könnten zukünftig weiter erforscht werden.

Dieses Buch versteht sich daher nicht nur als Informationsquelle, sondern als Impulsgeber für eine bewusstere Auseinandersetzung mit Cannabis als Heilmittel und für ein Umdenken in der modernen Medizin. Die Leser werden ermutigt, sich selbst zu informieren und kritisch mit den Möglichkeiten und Herausforderungen der Cannabis-Therapie umzugehen – stets mit dem Ziel, die bestmögliche Lebensqualität zu erreichen.

Die Therapie mit medizinischem Cannabis könnte in den kommenden Jahren weiterhin an Bedeutung gewinnen, auch wenn einige Herausforderungen zu meistern sind. Mit der zunehmenden Akzeptanz von Cannabis als Medikament und der geplanten Legalisierung in Deutschland besteht das Potenzial, die Therapieoptionen für Menschen mit chronischen und schwer behandelbaren Erkrankungen zu erweitern. Studien zeigen, dass medizinisches Cannabis effektiv bei der Schmerztherapie, der Epilepsie und der Symptombehandlung bei Multipler Sklerose sein kann. Dadurch steht für viele Betroffene eine wertvolle Alternative oder Ergänzung zu herkömmlichen Medikamenten zur Verfügung.

Die CaPRis-Studie von 2020 beleuchtet sowohl die therapeutischen Vorteile als auch die potenziellen Risiken der Cannabis-

Medikation. Sie betont die Notwendigkeit weiterer Forschung, um die langfristigen gesundheitlichen Auswirkungen von Cannabis vollständig zu verstehen. In der Schweiz wurde Cannabis insbesondere bei schwerkranken Personen eingesetzt. Dabei wurden positive Ergebnisse hinsichtlich Wirksamkeit und Sicherheit erzielt. Auch bei Epilepsie, speziell bei Kindern, zeigen sich vielversprechende Ergebnisse, besonders für Patienten und Patientinnen, die auf herkömmliche Behandlungen nicht ansprechen. Die Studie weist darauf hin, dass Cannabis helfen kann, Symptome wie chronische Schmerzen, Spastiken und Übelkeit bei verschiedenen Patientengruppen zu lindern. Dabei wird hervorgehoben, dass die Nebenwirkungsprofile, besonders im Hinblick auf das zentrale Nervensystem, weiterhin beobachtet und optimiert werden sollten. Dies unterstützt die Etablierung zukünftiger klinischer Leitlinien, die das therapeutische Potenzial von Cannabis einheitlich regeln könnten, insbesondere bei komplexen Krankheitsbildern wie Multipler Sklerose und therapieresistenter Epilepsie.

Weitere Forschung soll dabei helfen, spezifische Patientengruppen zu identifizieren, die am meisten von der Cannabis-Medikation profitieren könnten, und gleichzeitig die Balance zwischen Nutzen und Risiko besser zu verstehen.

Eine große Herausforderung wird die Differenzierung zwischen Freizeitkonsum und medizinischer Anwendung darstellen. Experten und Expertinnen warnen davor, dass die Legalisierung den medizinischen Wert von Cannabis verwässern könnte, indem das Medikament als »Lifestyle-Produkt« wahrgenommen wird. Es besteht das Risiko, dass diese veränderte Wahrnehmung die öffentliche Akzeptanz sowie die Kostenerstattung durch Krankenkassen beeinträchtigt. Deshalb wird es entscheidend sein, klare rechtliche und regulatorische Rahmenbedingungen zu schaffen, die den medizinischen Bedarf von Schwerkranken schützen.

Zukünftig könnten neben der differenzierten Abgabe in Apotheken und lizenzierten Shops auch Schulungen für Ärzte und

Ärztinnen zum verantwortungsvollen Einsatz von Cannabis erforderlich sein. Zudem bleibt die Hoffnung, dass die gesellschaftliche Akzeptanz weiter wächst und die Forschung noch mehr Einblicke in sichere und wirksame Anwendungsmöglichkeiten bietet, sodass Cannabis-Patienten und -Patientinnen langfristig von dieser Therapie profitieren können.

Anhang

Quellen

Zu: Geschichte und rechtlicher Rahmen des medizinischen Cannabis

Bundesministerium für Gesundheit: Bekanntmachung eines Beschlusses des Gemeinsamen Bundesausschusses über eine Änderung der Arzneimittel-Richtlinie: Abschnitt N § 45 (Genehmigungsvorbehalt Cannabisarzneimittel) vom 18. Juli 2024, in: Bundesanzeiger AT (2024), B3.

Gesetz zur Versorgung mit Cannabis zu medizinischen und medizinisch-wissenschaftlichen Zwecken (Medizinal-Cannabisgesetz – MedCanG) vom 27. März 2024 (BGBl. 2024 I Nr. 109, S. 28), das durch Artikel 2 des Gesetzes vom 20. Juni 2024 (BGBl. 2024 I Nr. 207) geändert worden ist.

Zu: Cannabis-Wirkstoffe: Cannabinoide, Terpene und Flavonoide

Booth, J. K./Bohlmann, J.: Terpenes in Cannabis sativa – from plant genome to humans, in: Plant Science 284 (2019), S. 67–72.

Francomano, F./Caruso, A./Barbarossa, A./Fazio, A./La Torre, C./Ceramella, J./Mallamaci, R./Saturnino, C./Iacopetta, D./Sinicropi, M. S.: β-Caryophyllene: a sesquiterpene with countless biological properties, in: Applied Sciences 9/24 (2019), S. 5420.

Horn, J.: Terpene und ihre Wirkung: alles zu den Cannabis Terpenen, https://www.cannamedical.com/de/cannabis-ratgeber/terpene-und-ihre-wirkung/ (abgerufen am 21.01.2025).

LaVigne, J. E./Hecksel, R./Keresztes, A./Streicher, J. M.: Cannabis sativa terpenes are cannabimimetic and selectively enhance cannabinoid activity, in: Nature Scientific Reports 8232 (2021).

Nachnani, R./Raup-Konsavage, W. M./Vrana, K. E.: The pharmacological case for cannabigerol, in: Journal of Pharmacology and Experimental Therapeutics 376/2 (2021), S. 204–212.

Naturheilstoffe: Flavonoide, https://www.naturheilstoffe.info/lexikon/kategorie/wirkstoffe/flavonoide/ (abgerufen am 21.01.2025).
Rohleder, C./Müller, J. K.: Pharmakologie von Cannabis und Cannabinoiden, in: Psychopharmakotherapie 27/03 (2020).
Wikipedia: Cannabigerol, https://en.wikipedia.org/wiki/Cannabigerol? (abgerufen am 21.01.2025).
Wikipedia: Raphael Mechoulam, https://en.wikipedia.org/wiki/Raphael_Mechoulam? (abgerufen am 21.01.2025).

Zu: Wirkmechanismen von Cannabis – das Endocannabinoid-System

Maccarrone, M./Bab, I./Bíró, T./Cabral, G. A./Dey, S. K./Di Marzo, V./Konje, J. C./Kunos, G./Mechoulam, R./Pacher, P./Sharkey, K. A./Zimmer, A.: Endocannabinoid signaling at the periphery: 50 years after THC, in: Trends in Pharmacological Sciences 36/5 (2015), S. 277–296.

Zu: Indikationen: bei welchen Krankheiten Cannabis helfen kann

Beta Klinik: Cannabis zur Behandlung der Epilepsie, https://www.betaklinik.de/cannabis-zur-behandlung-der-epilepsie/ (abgerufen am 21.01.2025).
Deutsche Gesellschaft für Rheumatologie und Klinische Immunologie e. V.: Cannabis sativa und ihr Einsatz bei entzündlich rheumatischen Erkrankungen, https://dgrh.de/Start/Publikationen/Empfehlungen/Komplement%C3%A4re-Methoden/Cannabis-sativa-und-ihr-Einsatz-bei-entz%C3%BCndlich-rheumatischen-Erkrankungen.html (abgerufen am 21.01.2025).
Doerfler, W.: Medizinisches Cannabis bei Krebs: Möglichkeiten und Grenzen, https://cdn.lmu-klinikum.de/5c249d75c8e4b1e4/d298d938f956/Doerfler_CCC_22_6_20.pdf (abgerufen am 21.01.2025).
Gesundheitszentrale: Das Endocannabinoidsystem (ECS), https://www.gesundheitszentrale.eu/wiki/endocannabinoidsystem (abgerufen am 21.01.2025).

Häuser, W./Petzke, F.: Cannabis-Präparate bei chronischen Schmerzen, in: Psychophzarmakotherapie 27 (2020), S. 114–121.
Häuser, W./Fitzcharles, M.-A./Radbruch, L./Petzke, F.: Cannabinoide in der Schmerz- und Palliativmedizin, in: Deutsches Ärzteblatt 114/38 (2017), S. 627–634.
Hill, M. L./Kline, A. C./Saraiya, T. C./Gette, J./Ruglass, L. M./Normen, S. B./Back, S. E./Saavedra, L. M./Hien, D. A./Morgan-López, A. A.: Cannabis use and trauma-focused treatment for co-occurring posttraumatic stress disorder and substance use disorders: a meta-analysis of individual patient data, in: J Anxiety Disord 102 (2024), S. 102827.
Kalapa Deutschland: Glaukom und medizinisches Cannabis, https://www.kalapa-clinic.com/de/beschwerden/cannabinoide-und-glaukom/ (abgerufen am 21.01.2025).
Müller, J. K./Rohleder, C.: Cannabis in der Psychiatrie, in: Psychopharmakotherapie 27/3 (2020).
Russo, Ethan: Taming THC: potential cannabis synergy and phytocannabinoid-terpenoid entourage effects, in: British Journal of Pharmacology 163/7 (2011), S. 1344–1364.
Urbi, B./Corbett, J./Hughes, I./Owusu, M. A./Thorning, S./Broadley, S. A./Sabet, A./Heshmat, S.: Effects of cannabis in Parkinson's disease: a systematic review and meta-analysis, in: Journal of Parkinson's Disease 12 (2022), S. 495–508.
Vaney, C.: Cannabinoide in der MS-Therapie, in: Swiss Medical Forum 16/2 (2016), S. 48–50.
Vigl, S.: Cannabis (THC/CBD) bei Tumorkachexie und Appetitlosigkeit – Auswertungen einer neuen Studie, https://www.naturheilkunde-krebs.de/2019/10/cannabis-kachexie-studie/ (abgerufen am 21.01.2025).

Zu: Formen der Einnahme und Dosierung

Die Drogenbeauftragte der Bundesregierung: Ergebnisse der CaPRis-Studie – Cannabis: Potential und Risiken, https://www.bundesgesundheitsministerium.de/fileadmin/Dateien/5_Publikationen/Drogen_und_Sucht/Berichte/

Broschuere/BMG_CaPris_A5_Info_web.pdf (abgerufen am 21.01.2025).
Grotenhermen, F.: Was geschieht mit THC im Körper, https://hanfjournal.de/2016/08/04/was-geschieht-mit-thc-im-koerper/? (abgerufen am 21.01.2025).
Health Canada: Information for health care professionals. Cannabis (marihuana, marijuana) and the cannabinoids, https://www.canada.ca/content/dam/hc-sc/documents/services/drugs-medication/cannabis/information-medical-practitioners/information-health-care-professionals-cannabis-cannabinoids-eng.pdf (abgerufen am 21.01.2025).
MacCallum, C. A./Russo, E. B.: Practical considerations in medical cannabis administration and dosing, in: European Journal of Internal Medicine 49 (2018), S. 12–19.
Wikipedia: Long-term effects of cannabis, https://en.wikipedia.org/wiki/Long-term_effects_of_cannabis? (abgerufen am 21.01.2025).

Zu: Beschaffung und rechtliche Aspekte

Dahl, P.: Cannabispatienten und die Fahreignung, https://deutsche-cannabis-akademie.de/tipps/cannabispatienten-und-die-fahreignung/ (abgerufen am 21.01.2025).
Deutsche Cannabis Akademie: Vergleich der unterschiedlichen Darreichungsformen für Cannabis und Cannabinoide, https://deutsche-cannabis-akademie.de/forschung/vergleich-der-unterschiedlichen-darreichungsformen-fuer-cannabis-und-cannabinoide/? (abgerufen am 21.01.2025).
Schmidt-Wolf, G./Cremer-Schaeffer, P.: 3 Jahre Cannabis als Medizin – Zwischenergebnisse der Cannabisbegleiterhebung, in: Bundesgesundheitsblatt 64 (2021), S. 368–377.
Schneider, A./Heinrich, C.: Was Sie über medizinisches Cannabis wissen sollten, https://www.apotheken-umschau.de/medikamente/heilpflanzen/was-sie-ueber-medizinisches-cannabis-wissen-sollten-986613.html? (abgerufen am 21.01.2025).

Zu: Expertenmeinung von Petra Dahl

Alvarez, L./Colonna, R./Kim, S./Chen, C./Chippure, K./Grewal J. et al.: Young and under the influence: a systematic literature review of the impact of cannabis on the driving performance of youth, in: Accident Analysis & Prevention 151 (2021), S. 105961.

Bosker, W. M./Kuypers, K. P./Theunissen, E. L./Surinx, A./Blankespoor, R. J./Skopp, G. et al.: Medicinal delta(9)-tetrahydrocannabinol (dronabinol) impairs on-the-road driving performance of occasional and heavy cannabis users but is not detected in Standard Field Sobriety Tests, in: Addiction 107/10 (2012), S. 1837–1844.

Brands, B./Mann, R. E./Wickens, C. M./Sproule, B./Stoduto, G./Sayer, G. S./Burston, J./Pan, J. F./Matheson, J./Stefan, C./George, T. P./Huestis, M. A./Rehm, J./Le Foll, B.: Acute and residual effects of smoked cannabis: impact on driving speed and lateral control, heart rate, and self-reported drug effects, in: Drug Alcohol Dependence 205 (2019), S. 107641.

Brands, B./Di Ciano, P./Mann, R. E.: Cannabis, impaired driving, and road safety: an overview of key questions and issues, in: Frontiers in Psychology 12 (2021), S. 641549.

Brown, T./Kruse, C./Schmitt, R./Gaffney, G./Milavetz, G.: Assessing the impact of cannabis use on freeway driving performance and practices: a comparative analysis with placebo and alcohol-influenced driving, in: Traffic Injury Prevention (2024), S. 1–10.

Brubacher, J. R./Chan, H./Erdelyi, S./Macdonald, S./Asbridge, M./Mann, R. E. et al.: Cannabis use as a risk factor for causing motor vehicle crashes: a prospective study, in: Addiction 114/9 (2019), S. 1616–1626.

Bundesanstalt für Straßenwesen (bast): Begutachtungsleitlinien zur Kraftfahreignung, https://www.bast.de/DE/Verkehrssicherheit/Fachthemen/U1-BLL/BLL_node.htm (abgerufen am 25.11.2024)

Davis, S./Betz, M. E./Hill, L. L./Eby, D. W./Jones, V. C./Mielenz, T. J.

et al.: Associations of cannabis use with motor vehicle crashes and traffic stops among older drivers: AAA LongROAD study, in: Traffic Injury Prevention 24/4 (2023), S. 307–314.
Di Ciano, P./Matamoros, A./Matheson, J. et al.: Effects of therapeutic cannabis on simulated driving: A pilot study, in: Journal of Concurrent Disorders 2 (2020), S. 3–13.
Doroudgar, S./Mae Chuang, H./Bohnert, K./Canedo, J./Burrowes, S./Perry, P. J.: Effects of chronic marijuana use on driving performance, in: Traffic Injury Prevention 19/7 (2018), S. 680–686.
Downey, L. A./King, R./Papafotiou, K./Swann, P./Ogden, E./Boorman, M. et al.: The effects of cannabis and alcohol on simulated driving: influences of dose and experience, in: Accident Analysis & Prevention 50 (2013), S. 879–886.
Drummer, O. H./Gerostamoulos, D./Di Rago, M./Woodford, N. W./Morris, C./Frederiksen, T./Jachno, K./Wolfe, R.: Odds of culpability associated with use of impairing drugs in injured drivers in Victoria, Australia, in: Accident Analysis & Prevention 135 (2020), S. 105389.
Fares, A./Wickens, C. M./Mann, R. E./Di Ciano, P./Wright, M./Matheson, J. et al.: Combined effect of alcohol and cannabis on simulated driving, in: Psychopharmacology 239/5 (2022), S. 1263–1277.
Gelbe Liste. Pharmaindex, https://www.gelbe-liste.de/arzneimitteltherapiesicherheit/cyp-interaktionen/cyp1a2 (abgerufen am 25.11.2024)
Hartman, R. L./Brown, T. L./Milavetz, G./Spurgin, A./Pierce, R. S./Gorelick, D. A./Gaffney, G./Huestis, M. A.: Cannabis effects on driving lateral control with and without alcohol, in: Drug and Alcohol Dependence 154 (2015), S. 25–37.
Hartman, R. L./Brown, T. L./Milavetz, G./Spurgin, A./Pierce, R. S./Gorelick, D. A./Gaffney, G./Huestis, M. A.: Cannabis effects on driving longitudinal control with and without alcohol, in: Journal of Applied Toxicology 36 (2016), S. 1418–1429.
Marcotte, T. D./Umlauf, A./Grelotti, D. J./Sones, E. G./Sobolesky, P. M./Smith, B. E./Hoffman, M. A./Hubbard, J. A./Severson, J./

Huestis, M. A./Grant, I./Fitzgerald, R. L.: Driving performance and cannabis users' perception of safety: a randomized clinical trial, in: JAMA Psychiatry 79/3 (2022), S. 201–209.
Matheson, J./Sproule, B./Di Ciano, P./Fares, A./Le Foll, B./Mann, R. E./Brands, B.: Sex differences in the acute effects of smoked cannabis: evidence from a human laboratory study of young adults, in: Psychopharmacology (Berl.) 237/2 (2020), S. 305–316.
Miller, R./Brown, T./Wrobel, J./Kosnett, M. J./Brooks-Russell, A.: Influence of cannabis use history on the impact of acute cannabis smoking on simulated driving performance during a distraction task, in: Traffic Injury Prevention 23 (2022), S. 1–7.
Mohammad Aghaei, A./Urban Spillane, L./Pittman, B./Flynn, L. T./De Aquino, J. P./Bassir Nia, A./Ranganathan, M.: Sex differences in the acute effects of oral THC: a randomized, placebo-controlled, crossover human laboratory study, in: Psychopharmacology (Berl.) 241/10 (2024), S. 2145–2155.
Simmons, S. M./Caird, J. K./Sterzer, F./Asbridge, M.: The effects of cannabis and alcohol on driving performance and driver behaviour: a systematic review and meta-analysis, in: Addiction 117/7 (2022), S. 1843–1856.
Spindle, T. R./Cone, E. J./Herrmann, E. S./Mitchell, J. M./Flegel, R./LoDico, C. et al.: Pharmacokinetics of cannabis brownies: a controlled examination of delta9-tetrahydrocannabinol and metabolites in blood and oral fluid of healthy adult males and females, in: Journal of Analytical Toxicology 44/7 (2020), S. 661–671.
Zhao, S./Brands, B./Kaduri, P. et al.: The effect of cannabis edibles on driving and blood THC, in: Journal of Cannabis Research 6/26 (2024).

Hilfreiche Adressen

Allgemeine Themen

Bundesministerium für Gesundheit (BMG)
Das Bundesministerium für Gesundheit nennt die neuesten Regelungen und gibt Erläuterungen zur Verschreibung von Cannabis in der Medizin und zur Kostenübernahme durch die Krankenkassen.

Im Internet: https://www.bundesgesundheitsministerium.de/index.html

Bundesinstitut für Arzneimittel und Medizinprodukte (BfArM)
Das BfArM bietet umfassende Informationen zur Verordnung und Qualität von medizinischem Cannabis und zu zugelassenen Präparaten.

Im Internet: https://www.bfarm.de/DE/Home/_node.html

Bundeszentrale für gesundheitliche Aufklärung (BZgA)
Die Bundeszentrale gibt Informationen zu Cannabis als Medizin und Hilfestellungen für Patienten und Patientinnen.

Im Internet: https://www.bzga.de/

GKV-Spitzenverband
Auf dessen Website finden Sie offizielle Richtlinien und Informationen zur Kostenübernahme sowie einen Fragebogen für den Kostenübernahmeantrag.

Im Internet: https://www.gkv-spitzenverband.de/

Medizinischer Dienst
Auf der Website des MD können Informationen zu den Prüfungen im Rahmen der Kostenübernahmeanträge für medizinisches Cannabis eingesehen werden.

Im Internet: https://www.medizinischerdienst.de/

Deutsche Schmerzgesellschaft e. V.
Diese Fachgesellschaft bietet Leitlinien und Informationen zur Behandlung von Schmerzpatienten und -patientinnen, inklusive der Anwendung von Cannabis, Informationen über Schmerztherapien und alternative Behandlungsmöglichkeiten.
Im Internet: https://www.schmerzgesellschaft.de/

Deutsche Gesellschaft für Schmerzmedizin e. V. (DGS)
Die DGS bietet Kongresse, Fort- und Weiterbildungen, Podcasts und eine App zum Thema Schmerzmedizin an.
Im Internet: https://www.dgschmerzmedizin.de/

Deutsche Cannabis Akademie (DCA)
Auf deren Website finden sich spezielle Schulungen und Informationsmaterialien für Patientinnen und Patienten sowie Ärzte und Ärztinnen über den therapeutischen Einsatz von Cannabis, unterschiedliche Darreichungsformen sowie den rechtlichen Rahmen.
Im Internet: https://deutsche-cannabis-akademie.de/

Apothekensuche

WEED
WEED bietet ein Apothekenverzeichnis mit einer Liste von spezialisierten Apotheken, die medizinisches Cannabis führen.
Im Internet: https://www.weed.de/apothekensuche

CANNABISPLUS Apotheke
Der Apothekenfinder listet geeignete Apotheken nach Postleitzahl auf.
Im Internet: https://www.cannabisplus-apotheke.de/apothekenfinder

Wechselwirkungs-Check

- Combi Checker: Im Internet: https://combi-checker.ch/
- Apotheken Umschau: Im Internet: https://www.apotheken-umschau.de/medikamente/wechselwirkungscheck/
- CANN-DIR: Im Internet: https://cann-dir.psu.edu/

Reaktions- und Koordinationstests

- osu! Rhythmusspiel: Im Internet: https://osu.ppy.sh/
- Aiming.pro: Im Internet: https://aiming.pro/

Suche nach wissenschaftlichen Studien

PubMed

PubMed ist eine der größten Datenbanken für biomedizinische Literatur und medizinische Studien. Hier finden Patienten und Patientinnen wissenschaftliche Artikel und Studien zu verschiedenen Aspekten der medizinischen Verwendung von Cannabis. Die Suchfunktion ermöglicht es, gezielt nach bestimmten Themen, Erkrankungen oder Cannabinoiden zu suchen.

Im Internet: https://pubmed.ncbi.nlm.nih.gov/

Cochrane Library

Die Cochrane Library bietet systematische Übersichtsarbeiten und Metaanalysen zu medizinischen Themen, einschließlich der Wirksamkeit und Sicherheit von Cannabis als Medizin. Diese Ressourcen sind besonders hilfreich für einen Überblick zur aktuellen Forschung.

Im Internet: https://www.cochranelibrary.com/

ClinicalTrials.gov

Diese Datenbank enthält Informationen über laufende und abgeschlossene klinische Studien weltweit. Patientinnen und Patienten können nach aktuellen Studien zur medizinischen Anwendung von Cannabis suchen und Informationen zu Studienergebnissen und -designs erhalten.

Im Internet: https://clinicaltrials.gov/

Google Scholar

Google Scholar ist eine frei zugängliche Suchmaschine für wissenschaftliche Literatur. Hier können Patienten und Patientinnen nach Forschungsartikeln, Studien und Übersichtsarbeiten zu Cannabis als Medizin suchen. Google Scholar ist weniger spezialisiert als PubMed, bietet jedoch eine große Auswahl an wissenschaftlichen Veröffentlichungen.

Im Internet: https://scholar.google.com/

Muster-Arztfragebogen zu Cannabinoiden nach § 31 Abs. 6 SGB V

Dieses Muster hilft Patienten und Patientinnen, eine Vorstellung zu bekommen, wie der Fragebogen ausgefüllt werden könnte. Wichtig sind immer die enge Abstimmung mit der behandelnden Ärztin bzw. dem behandelnden Arzt und die ausführliche Begründung für die Notwendigkeit der Therapie mit medizinischem Cannabis. Namen und Daten sind fiktiv.

Versichertenname: *Max Mustermann*
Versichertennummer: *1234567890*
Geburtsdatum: *01.01.1965*
Geschlecht: *männlich*

1. Erfolgt die Verordnung im Rahmen der genehmigten Versorgung nach § 37b SGB V (spezialisierte ambulante Palliativversorgung)?
nein

2. Welches Produkt soll verordnet werden?
Wirkstoff: *Tetrahydrocannabinol (THC), Cannabidiol (CBD)*
Handelsname: *AURORA EXTRACT*
Darreichungsform: *zur oralen Anwendung*
Gebrauchsanweisung: *8 Tropfen abends, 45 min vor dem Schlafen*
THC-Gehalt: *12,5 mg/ml*
Menge des verschriebenen Produkts: *1 Flasche zu je 30 ml*
Menge des enthaltenen THC: *375 mg THC pro Flasche*

3a. Welche Erkrankung soll behandelt werden?
Multiple Sklerose im fortgeschrittenen Stadium mit starken Muskelspasmen und chronischen Schmerzen

3b. Wie lautet das Behandlungsziel?
Linderung von Muskelspasmen, Schmerzlinderung, Verbesserung der Schlafqualität

4. Ist die Erkrankung schwerwiegend?
ja
Verlauf: *Die fortgeschrittene Multiple Sklerose führt zu chronischen Schmerzen, schwerwiegenden Muskelspasmen und erheblichen Einschränkungen der Mobilität. Die psychische Belastung durch die unzureichende Schmerzkontrolle beeinträchtigt den Alltag und das soziale Leben erheblich.*

5. Welche anderen Erkrankungen bestehen gleichzeitig?
Bluthochdruck, leichte Depressionen

6. Welche aktuelle Medikation (Angaben von Wirkstoff und Dosis) / nicht medikamentöse Behandlung erfolgt zurzeit?
Gabapentin 300 mg täglich, Ibuprofen 600 mg bei Bedarf, Physiotherapie zur Schmerzlinderung

7. Welche Behandlung ist bisher für das Therapieziel mit welchem Erfolg durchgeführt worden? Welche Nebenwirkungen traten auf? Welche Konsequenzen auf die Behandlung hatten die Nebenwirkungen?
Gabapentin: Reduzierung der Nervenschmerzen, jedoch starke Müdigkeit und Schwindel
Ibuprofen: Wirksamkeit gering, bei langfristiger Einnahme Magenprobleme

8. Welche weiteren allgemein anerkannten, dem medizinischen Standard entsprechenden alternativen Behandlungsoptionen für das Behandlungsziel stehen grundsätzlich zur Verfügung? Welcher Erfolg und welche Nebenwirkungen sind durch die Therapie zu erwarten?
Weitere Optionen wären stärkere Opioide oder Antispastika, die jedoch

aufgrund der möglichen Nebenwirkungen (Verstopfung, Sedierung) nicht bevorzugt werden.

9. Liegt bei dem Versicherten ein Suchtmittelkonsum vor?
nein

10. Bitte begründen Sie den Einsatz von Cannabis-Arzneimitteln im Hinblick auf eventuell bestehende Kontraindikationen bzw. schädliche Auswirkungen der Therapie (z. B. Anwendung bei Patienten mit hohem kardiovaskulärem Risiko, Schizophrenie).
Keine Kontraindikationen. Der Patient hat ein leichtes kardiovaskuläres Risiko, aber das Risiko ist beherrschbar. Der Nutzen überwiegt in Bezug auf Schmerzlinderung und Muskelentspannung.

11. Bitte wägen Sie den Erfolg und die Auswirkungen der Standardtherapie gegen den zu erwartenden Erfolg und die Auswirkungen einer Therapie mit dem beantragten Cannabis-Arzneimittel ab.
Die bisherigen Therapien haben nicht den gewünschten Erfolg gebracht. Cannabis-Arzneimittel bieten eine bessere Kontrolle der Muskelspasmen und Schmerzen mit weniger Nebenwirkungen als Opioide oder Antispastika.

12. Bitte benennen Sie Literatur, die Sie Ihrer Entscheidung zugrunde gelegt haben, aus der hervorgeht, dass eine nicht ganz entfernt liegende Aussicht auf eine spürbare positive Einwirkung auf den Krankheitsverlauf oder auf schwerwiegende Symptome besteht.
Aktuelle Studien zur Verwendung von THC/CBD bei MS-Patienten, z. B. eine Studie von Zajicek et al. (2003), die eine signifikante Reduktion von Muskelspasmen bei MS durch THC/CBD-Spray nachweist

13. Erfolgt die Therapie im Rahmen einer klinischen Prüfung?
nein

14. Bitte begründen Sie, warum bei dem/der Versicherten anstelle von Cannabis-Fertigarzneimitteln und Dronabinol Cannabis-Blüten oder -extrakte angewendet werden sollen.
Es wird ein THC/CBD-Vollspektrum Extrakt bevorzugt, da eine gleichmäßige Dosierung und einfache Handhabung sichergestellt ist. Cannabisblüten werden als Notfall-Medikament in Betracht gezogen.

Datum: *10.10.2024*
Stempel und Unterschrift des Arztes: *Dr. Anna Beispiel*

Register